健康是一條反璞歸真的修行路

陳立維——著

本書謹獻給所有彩虹舒活營的同伴，
感恩你們的付出和陪同。
感恩彩虹舒活營讓我學到彎腰的藝術，
也感謝舒活營團隊讓我體會在服務中領導的意境。

佛是境界，不是學問。

健康是境界，不是理論。

兩種境界有其共同點，

是體悟，是利他，是無止境的進步和提升。

目錄

第七章
關鍵不在學習，在動機

第八章
成效不在執行，在持續

第九章
障礙不在不足，在滿足

第十章

圓滿不在今生，在永世

走一條健康修行路

〔專文推薦〕◎朱玉鳳／《禮貌，你做對了嗎？》作者，前駐希臘大使

立維老師希望我為他的新書寫序時，雖即將出國，但我滿口答應，只為了想早日一睹他的新作。尤其社會又傳來食安大問題，很多美食佳餚竟然與餿水油有關，太令人噁心難過。值此人心惶惶之際，讀陳老師屢次著作中諄諄告誡的「吃錯」與「吃多」令人生病，格外如警鐘。

他曾送我一本《彩虹處方》，並題字「少即是多」；乍看有些茫茫然，細嚼卻十分真切。因為吃得少，身體負擔少，不易生病；長壽不就可以吃得久，吃得多嗎？

和立維老師相逢竟然是四十年後的一次同學會，我以學姊來賓的身分與會，而且就坐在他旁邊。對於他倡導的彩虹飲食與彩虹營不甚了解，以為又是千萬種鼓吹健康的理論之一罷了。但是他送了一本《零疾病，真健康：不依賴醫生的80種方法》，我立即讀了，發現原來這是我多年來追尋自然療法的本師，真有他鄉遇故知

之感。深覺踏破鐵鞋無覓處，得來竟在無意時。一面讀一面體悟，原來我也是不尊重自己身體的一個人。和他長談後毅然加入要斷食七天的舒活營，報了名還約了一位朋友一起去。當天到達會場，發現有其他八十多位的參加者，心中十分溫馨感動，的確「德不孤，必有鄰」，我們在追求健康的途中是不寂寞的。

不過我必須誠實告白，心中一直起疑，不斷問自己「真能撐過七天不吃飯？」望著陳老師飄向我們的自信眼神，是不容我們懷疑的。的確，這七天是我人生中的另一體驗，不僅撐過來了，而且是近年來連續夜夜好眠的奇蹟，我的失眠及難以入睡的老毛病在這七天突然退隱消失了！這項好消息也鼓勵一位因失眠而導致躁鬱症的朋友再度燃起信心與希望，願意試試參加斷食的考驗。

另外我也修正了許多不正確的觀念，例如自以為吃全素，吃得既清淡又忌口，體內應相對清潔，可是這七天中所出現的毒垢卻令我吃驚。斷食七天後再接續讀陳老師的《彩虹處方》及《酵益密碼》，領悟更深，不僅對陳老師十年來的心路歷程萬分感佩，也對自己往後要自主健康的方向更有信心。

我們都出生在風光美麗的澎湖，是一街之隔的鄰居。但他是醫師之子，在貧窮年代，他們家就有樓房和代步的一輛轎車。偶爾走過他家門口，玄關之後的牆上一塊漆黑油亮的大匾刻著「美侖美奐」四個大金字，讓多少人欣羨出生在這個家庭的小孩。我一直認為陳立維老師會克紹箕裘，延續那令人尊敬羨慕的行業，但是他書中句句「反骨」的語言，顛覆了所有認識他的人的認知，恐怕連他自己也在內。是怎樣的轉折讓這位自稱原本傲慢無知的人有了一百八十度大轉變？他過去的八本書都交待了；而我們也要感謝他的轉變，因為這轉變使他體認人之為人是「利他」的，他更意識到上天有意引導他走這條路，是要他協助更多人邁向真正健康大道。

我退休前擔任過大使，這是要傳遞兩國間親善和好的職務，任重道遠。大使要傳達的事情非常多，目的則是鞏固良好的關係。陳老師自比為健康使者，目的是要大家健康。古語云：「救人一命，勝造七級浮屠」，陳老師這十年來何止救人一命而已？以使節角度而言，他是勝任且稱職。但是他不以目前的成果而滿足，畢竟每幾分鐘就有人罹癌或因病離世，他嘆息有太多無知的人。如果他能傳達更多訊息給這些人，這些病患的痛楚與家人的惶惶不安，就能夠改變往正向走。他持續擔任健康使者的身分恐怕是一輩子了！

他已寫了八本書，力道一本比一本強；等到累積了相當的高能量及更廣泛的素材，又提筆完成了第九本著作。這新作已超越健康的範圍，是深富哲理，直指人心，企求迷茫者能頓悟的大作。他急切的要救眾生得離苦，大聲疾呼一切病源就在「吃」，一切痛苦根源來自不當飲食。

他看太多我們這一代沒有「紀律」者對身體「不負責任」的行為，我們還可能因此拖累下一代，屆時不僅是健保大失血，也是家庭及社會的沉重負擔。他一再解釋、勸導，希望照明在暗夜中摸索的我們；有別於那些掛著尊嚴面具在白色巨塔裡的醫師，他更是剖心掏肺，徹底自我拆除傲慢與偏見，以自己最真實的見證來示現他也曾迷惘過。就因為他一路走來經歷過我們曾有的疑惑，他提出的見解更真實可靠，而不是以假設性的權威尊嚴給予醫療意見。

在他的新作中有許多詞語令人震撼，如「棄養潮」、「穿白袍的黑道」、「癌症產業」、「疾病行銷」、「痊不代表癒」等；也有許多觀念令人耳目一新，例如「透過管理學解析健康」，「用領導學分析健康」，他重複闡述「人體卓越的存在遠超出我們的理解及意會」。

我自己也修道，奉行即知即行的原則，因此對於陳老師所說「健康屬於個人的修行路，必須自己行走」，完全信服。所謂一步一腳印，凡走過必留痕跡。此外，他提及柯維大師的「八個習慣」問世，強調修心，要有認錯的勇氣，才能大徹大悟的懺悔。認錯給自己轉彎的機會，如同禾穗結滿必定下彎，是自然而非做作。在健康的道路上，先向自己的肝臟、胰臟認錯則是邁向健康的第一步。而這第一步也最困難，因為要改積習，要放下我執，要改變養尊處優，要減少口腹之慾，要丟棄不健康的美食。

我常誦老子的《清靜經》，這是每個人讀後各自體會不同的一部經典，但是最基本的內涵如同其名，就是「清靜」兩字。大宇宙是如此默默運行天地日月，我們視為理所當然；而我們身體是小宇宙，本該順暢運行，我們卻横加干擾，施予不當之強制醫療，或置入根本是化學合成之藥物，致身體小宇宙不平衡，當然以病痛抗議，而其源頭又是不當的飲食而起，我們捨「能量」趨「熱量」，致有這麼多的疾病纏身，孰令致之？原來始作俑者還是我們自己。因此我們要先謙卑的認錯，然後和我們的身體對話，重視它的感覺，進而身心合一，不再同床異夢。

《清靜經》裡提到「人心好靜，而慾牽之。」我們姑且縮小範圍將這個慾字放在口腹之慾並不為過。如果我們不扭轉斷除不當的飲食，清靜的大自然宇宙豈能容下我們汙濁的身體小宇宙呢？斷食就是和身體對話最直接的方式，藉機清掃體內毒垢，斷食期間沒有雜念、妄念，那麼我們離清淨、寧靜就不遠了。

認真的一口氣讀完陳老師的新作，讓我有如釋重負的感覺，我終於也生出和他一樣「自主健康」的自信。他在每一章、每一節或明示或隱喻，或規勸或危言，為的是要引導我們相信人是可以不生病、不罹癌的。

營造永久健康的人生，這一切緣起於「信」，我了解他的心路歷程，我相信他的「利他」主義，於是我嘗試放下舊有似是而非的觀念，接受他所傳達「身體是自己的，豈可隨便委託醫療任意處置？」他讓我們相信，我們都可以走上健康自主管理的正途。

這是一本啟發人心的健康書，相信讀者看了他的新書而醒悟，以致於改變自己的人是有福氣的，也是陳老師最樂見的有緣人了。

感恩陳老師，謝謝他帶領我們繼續往健康坦途邁進！

我看見一把刀

〔專文推薦〕◎張瓊如／「煥源行」教育系統創辦人，「煥源生命教育」首席講師

花好月圓的中秋佳節，在家族團圓的熱絡氛圍中，我獨坐一角，抱著一疊厚厚的稿件，以非常、非常緩慢的閱讀速度，逐字逐行的埋首。長輩問我在看什麼，表情怎會如此複雜嚴肅？我跟他說：「有一個人，成長於世代受景仰的醫師家族，從小是鄰里稱羨的天之驕子，後來也理所當然是習醫的高材生。可是，他現在四處奔走演講、寫書、開課、傾全力影響社會的焦點是——請不要迷信醫師！吃藥絕對是錯的！

這位長輩聞言皺眉說：「怎麼會有這種人？這不是公開糟蹋自己給別人看嗎？」

口氣中充滿了「這人是不是精神異常」的不以為然。

是的！我看見一把刀！

我看見一把把手術刀！

我看見50把，不是「殺人不見血」的雷射手術刀！

我看見50把，刀刀狠狠剖開自己、膿血四濺的手術刀！

我看見50把，刀尖朝向自己心臟和腦門，在病灶要害「快狠準」俐落下手的手術刀！

這50把刀，不是為了挖去恐懼和腫瘤，不是為了去病抗癌。

是的！我看見50把良醫之刀！

我看見專攻「還我佛性本貌」的高明醫術！

你，因為什麼因緣或動機買了（或是善知識赤誠相贈）這本書呢？

如果你期盼看到有關於營養、運動、獨門功法，甚至偉大學說發表，請闔上這本書。

如果你想要進入華美、如沐春風的性靈法門，期望拜見一位偉大導師，請闔上這本書。

如果你不具備子路「聞過則喜」的堅定開悟勇氣，請闔上這本書。

九把刀，能席捲破壞多少社會僵化的執著知見？

本書中，陳立維老師的50把手術刀，刀刀朝向自己、朝向家人、朝向社會「曾經的科學醫療榮耀」開腸剖肚。這50篇心血要說的，不是白色巨塔充滿多少膿瘡的醜惡；他要說的是：

- 別讓別人（所謂主流專家的僵化霸道）癱瘓你的自主意志！
- 你的整體生命，遠比你以為的還要更真、更善、更美！
- 用相信和行動，證明你是「天道流行於身內」的天之驕子（女）吧！

我看見一把把刀！50把秉持「天理良知」的開心大刀！邀請你把心、把腦敞開交給陳立維老師，讓他以50把鋒利筆刀，一刀刀，還你佛性本貌！

準備好了嗎？請打開下一頁，躺上「開心手術檯」吧！

〔專文推薦〕◎許淑芬／（前正因文化資深編輯）

健康，是持續與身體對話的真自信！

從事出版二十年，編輯好書無數，徜徉書海與智者心領神會的豐美，總令我感恩上天的厚愛。尤其身處眾口鑠金的現世，凡能閱讀有別於主流觀點的正本清源之作，悸動與感動之餘，更多的是知行合一的渴望。

初識陳立維老師大作，正有如斯感受！

回想因健康問題黯然離開職場，與多數人一樣，也曾不假思索的將身體交託給醫生。遺憾的是，頭痛醫頭的醫療行為完全無濟於事，時好時壞的症狀令我沮喪莫名。醫聖張仲景說得好：「疾病其實是我們日常生活的忠實記錄。」於是，下定決心反求諸己。報載有位老先生十年間翻閱逾一萬本健康叢書，獨立治好困擾多年的慢性病；我何其有幸，近一年四十多本相關著作的研讀，即在陳老師《零疾病，真健康：不依賴醫生的80種方法》中看見曙光。

難忘四月二十八日深具意義的首次會面，與其說是老師的真知灼見，毋寧說是對健康的絕對自信引領我一探究竟。至今，歷經「彩虹舒活營」四次洗禮，期間更加鑽研《彩虹處方》《酵益密碼》以及《益生菌觀點》，渴求健康的我如說修行，將書中論述一點一滴落實於生活中。在四個多月的肝膽腸排毒與酵益斷食後，身心靈的淨化與進化令我無限歡喜，感激之情油然而生！因此當陳老師囑我為新書寫序，習於隱身幕後編輯的我深知有拋磚引玉之責，忐忑之餘，只有服膺愛因斯坦名言「經驗是唯一的知識」，提筆推薦。

撰文期間，黑心餿水油席捲全台愈演愈烈，食安問題再度引起各界恐慌，陳老師一貫的呼籲也格外發人深省：「不健康的幅員廣大，這股向下沉淪的力道需要你我一起來扶持，我們有必要對自己許下行動承諾，必須是十足積極進取的態度才有機會喚醒低迷的學習力。自己先嘗試斷食吧！這是我誠懇的請求，必要時成立有規模的斷食訓練班，經由合格的老師授課完畢後，設定好斷食的基本門檻七天，很有決心與意志力的經歷身體前所未有的淨化之路，親眼見證自己的身體在毫無熟食和消化的干擾下，所能啟動的大掃除工程。」

是的，知識來自於經驗的累積，來自於身體力行與切身感受，融會貫通方能有所獲得。在一般人思維中彷彿天方夜譚的「斷食」行徑，我卻本能的單純信受，在舒活營多位老師與志工協助下開啟斷食門扉。如同陳老師所言：「如果你重視健康，斷食遲早是你必須見習的歷程，當它成為你的例行公事後，你會突然看到自己『不生病』的自信。」果然，深刻體會斷食七天的威力後，對於健康，竟湧現前所未有的真自信！

關於一個行為善惡的判別基準，釋尊引用佛典《法句經》闡述：「若做了某個行為後嘆息懊悔，受到痛苦的報應，那就是不好的行為。反之，若內心充滿喜悅，蒙受歡喜的果報，那就是好的行為。」初嘗斷食的成功經驗令我精神奕奕、身心清淨，深信這也是任何人都能複製的健康模式。何況西方醫學之父希波克拉底早已明示：「身體內在的自然力量才是疾病真正的治療師。」美國自然醫療名醫威爾也表明：「健康的本質就是內在的平衡。」身體原是一個小宇宙，充滿了自然界的合理邏輯。歷經舒活營的學習，我懂得信賴自己的身體！讚嘆身體的偉大！當然也為過往無知所造成的身體負擔而深深懺悔。感恩舒活營上演一齣齣動人的健康故事，強化我喚醒身體覺知的信心，幫助我從身體的角度看待健康，進而理解身體的意識，尊重並順從身體的優先順序。

很喜歡諾貝爾和平獎得主萬加麗‧馬塔伊（Wangari Muta Maathai）的一席話：「若是想完成任何事，就要在當下著手；若想要改變任何事，自己要率先改變。」正因為深信不疑，我力行著：早上的半日斷食（以能量取代熱量），降低熟食慾望，提高生食比例自製彩虹餐，同時補充益生菌增強腹腦免疫力，戶外健走運動並以週計畫調整身心狀態。在此衷心感謝先生與孩子的從善如流，我們一家人的顯著轉變，也帶動了周遭親朋好友精進健康。

誠如老師一再強調，健康是利他的實踐，但即便存在利他的超級動能，首部曲還是要把自己照顧好。生命因利他而存在，可是利己和利他之間存在著奧妙的關係，修行修自己，健康也從保養自己做起，實際行動之後才有口沫橫飛的條件。又說：「分享健康是分享觀念和態度，是分享心得和信念，是分享故事和感動。值汙染與毒素盛行之此時，健康不再是可以獨善其身的概念，擁有健康之後必須能利益多數人，不願意分享健康的人將不會健康，畢竟傳播愛的喜悅為健康加了最多分數，造福別人必能更造福自己，健康必然是兼善天下的使命與成果。」

是的！今後我仍會一以貫之，與更多有緣人分享善知識。

既然大家都知道健康是最重要的事，日蓮大聖人更教示我們「生命為一切財寶中第一之財寶」，遍滿大宇宙的寶物也不及生命的價值。但不容否認，舒適圈的安穩總是使改變更加艱鉅；線性思考與日復一日的慣性生活也使人們不再捫心自問：到底花了多少時間、做了多少功課來了解自己的身體？

文末，謹以崇敬的國際創價學會池田大作會長的指導與讀者共勉：「健康是爭取來的！飲食的內容、生活的形態，完全取決於自己。比起治療疾病，預防疾病才是最佳的健康法。」

誠摯邀請您正視本書，拉高健康的視野與位階是當務之急，爭取健康刻不容緩，期盼這條依然人煙罕至的健康正道，有您同行。

〔作者序〕

恩 賜

生命，讓我認識很多人，經歷很多事，也閱讀很多書。現在的我，物質擁有不多，精神財富滿滿，我充滿無窮感恩，我感謝老天爺賦予此時此刻的我，因為我知道，我即將奉獻更多給世界，我即將回饋更多給社會，我即將和更多與我有緣的人連結，希望我有資格可以說：我即將幫助更多的人改變他們的生命。

這三年的生命出現巨大的衝擊，我經歷了喪母與喪父之痛，在年輕的歲月中，曾經意識到會經歷這種恐懼，可是我現在可以平淡而且清晰的回想這一切。多數人的一生都遲早會經驗父母親的離去，發生在我身上的兩次考題截然不同，一次措手不及，一次處之泰然，有點類似學生時代的抽考和期末考。

生命都是這些元素在搭配，準備和沒準備，知道和不知道，有和沒有，可是我對生命的解讀出現有別於這一切的歸納，其實只有兩件事，就是做和沒做。這是我從生命的幾個十年所整理出的心得，幾乎每一個十年都裝載不同的人生視窗，可是不一樣的人生態度總是會堆疊出不一樣的外貌，對我來說，最重要的是親力親為之後的體會。

我所描繪的體會是動態的，是需要不斷更新的，生命如果要沒有遺憾，只有動，只有做，只有不斷的提升。只要想到父母親的離去，我的思考中很容易浮現無奈和遺憾，我必須容許這些情緒因子佔據一些空間，卻不能接受它們停留太久，生命中的很多關係都在引導我們犯錯，也在誘導我們成長。

因緣，成就了我現在的一切，來者是緣，起心動念是因，我珍惜生命中的所有良緣，也審慎把關每一次的動念。

在行為中，在事情發展中，經常會聽到對與錯的爭辯，其實沒有錯，哪來對？在生命物質的相對存在中，我經常體會到一種無謂，又是立場，又是包袱，又是人情，我常常期望能找到那不受牽絆的根基，希望能出現絕對明確的論點。所以我在健康講堂中談論動機，而我所強調的是自己所產出的動念，不是別人所賦予的價值，關於這一點，我的體會不曾間斷，太多有趣的人性面牽扯著。

感謝老天，在我所閱讀過的書籍中，在我所觸碰的人際關係中，所有生命中不變的法則一一都在經歷灌輸和琢磨，也都一一接受驗證。法則不會變，通則永遠適用，我所闡述的健康中道也永遠不會有所偏差，可是最必須釐清的卻是遊戲規則，是空瓶中的裝填物，是行為的人為規範，是個人和組織的紀律維繫，是鞭策自己往目標行進的動能。

我主張斷食，也經常斷食，文字表述容易讓人誤解，主要是讓身體淨化，讓器官休息，不吃東西是事實，卻給足身體營養和能量，我把發酵完整的多重營養液供應給身體。我強調一種執行的態度，過程中會需要一種參考的指標，或許是體重，或許是體脂肪率，或許是腸道年齡，我看這些數字的意義，不在告知，在鞭策，對我來說就是規矩，就是不容許侵犯的尺度。

我周圍有一群人，他們的工作性質是志工，我們形成一支有組織的團隊，我們舉辦淨化營，也就是讓學員親自體驗健康境界的活動。沒有龐大經費支援，我們希望經營出沒有功利色彩的文化，活動一辦就延續五年多，每個月辦，從台北辦到高雄，從馬來西亞辦到中國。這是我體會志工與員工心態與動機差異的關鍵，也讓我體會環境與紀律對於生命與健康營運的不可或缺，事實上，我因而對絕大多數人的健康感到憂心，包括我最親近的家人。

如果要我說出長期歸納出來的主要人性呈現，最明顯的就是逃避責任和拖延，說得明白點，就是在毫無章法與紀律的生命轉輪中蹉跎，我發覺現代人各個都是描繪墮落的高手。這種指控免不了讓人心生不悅，事實上只要是人類群聚之處，我們都得接受類似的測驗，我們都曾經掉進疼痛的深淵中，不是姑息自己，就是辨識錯誤，最可怕的是長大成人之後，都不再長進，隱匿在堅持不變的高牆後。

規範，或許存在呆板和僵硬的性質，在生命的所有面向都掃描過後，我赫然發現連生活也需要有可以遵行的運作模式，我們需要太多可以依存的工具。

事實上，你我都很習慣被規範，除了法律和道德外，長期規範我們的是自己所信仰和崇尚的價值，很有可能就是上班的時間和女友的情緒。如果鎖定在健康的範疇中，我所觀察到的心得是目標與價值觀的不搭，在沒有人不希望自己健康長壽的大前提下，目標情境可能都一致，路徑卻是錯綜複雜的偏離正軌，在那到不了目地的路上馳騁，原諒我勇敢預言悔恨與苦痛的悲慘結局。

我的人生並沒能在時間的運用上冠上成功與效率，甚至可以說是糟糕到有點離譜，尤其只要回首學生時代謹守著標準答案的價值觀，只要回想到把事業與賺錢擺在至高無上位置的社會新鮮人階段，都讓我承受生命所無力承受的重。所以十多年前從柯維大師的巨著中學到「以終為始」的概念，廣用在工作與生活中，深刻體會到目標視覺化的意義，在我推廣健康中道的經驗中，我更把目標與動機串連在一起，成為密不可分的前後站。

在《零疾病，真健康：不依賴醫生的80種方法》出版後，健康哲學化就成為我個人的形象標籤，必須再一次強調不是展現清高，而是深知這條路是真正的明路，是最終達陣與概念學習之間，一條通達圓滿人生的光明大道。所以請不要在營養學的指引下繼續蹣跚，也絕對不要在醫藥的灌溉下充當白老鼠，更不要只會在媒體資訊的鋪陳中隨波逐流，如果我們都需要一把尺，可以是一個記錄我們行走步伐的計步器，可以是一本分享健康心得的記事本，最嚮往的是一個相互依存、鼓勵、鞭策的健康環境。

必須回到我所謂的體會，然後很務實的連結到內部動機的規範，說白話一點，就是在執行中展現紀律，可以是個人紀律，也可以是團體紀律，因為紀律的執行也需要有所依循，也就是行動也要有綱領。這本書所要提供的就是所有運作實務所賦予我的體會，當然最重要的是過程中諸多值得分享的精彩故事，其實我們在日常生活中不常接觸到十足的正向光明面，不是每天都有令我們感動涕零的動人情節，期許這本書有實力照亮你的生命，進而點亮你可以影響的範圍。

感謝在這屬於我自己特有的健康領域中，所有人事物的啟蒙和陪同，感謝我的工作同仁，感謝所有提供我故事題材的好朋友，也感謝曾經蒞臨我們營隊活動的所有學員，感恩長期支持我、相信我的所有讀者和好友，感恩我父母親給我這麼豐富精彩的人生，感恩我的家人，感恩我生命中最重要的上師 妙禪師父，這一切都是造物最慈悲的恩賜。

〔前言〕這是健康書嗎？

這一刻應該先問過自己：生命的意義何在？接著應該很清楚的問自己：寫這本書的意義又何在？

不是一定得進入生命這麼複雜的議題，而是因為每天都在體會人生，這不是我個人獨特的感受，是每個人都在經歷的學習，而且我們永遠都學不完。當一件事情被賦予對錯時，很快會出現對立的情勢，在對峙之前，被認定是錯的一方會在體內衍生不太愉悅的傳導，這種反應不一定會外顯，可是細部的肢體動作很容易察覺，至少眼神和口吻都會顯現蛛絲馬跡。我們很難察覺自己的傲慢，經常必須在不服氣和不舒服之間游離，最後淪落到不健康的世界中怨天尤人。

所以我不打算寫出對與錯的陳述，可是我的文字中很難避開不安和責難，我也必須強烈表達我對於人類世界的憂心，因為違逆自然的價值被無限放大，因為迫害生命的行為被歌功頌德，因為顛倒是非的文化被奉為圭臬。不打算著痕於對錯，所以我必須帶頭先來認錯，人生路上，弄假成真的事情做得不少，積非成是的行為早已證據確鑿，光是被速食業廣告牽引去消費的行為，我已經道歉多次，是不是為了小孩不是重點，其實陪小孩更有懺悔的必要。

為自己的行為辯解似乎是人之常情，為自己的錯誤找台階也是人類意識的正常意圖，我們的生命幾乎都必須在類似的氛圍中摸索，在改正錯誤之前，堅守立場是不是一種本能？我很高興能有機會想清楚，原來這一切都是教育和環境的產物，不是對就是錯，不是獎勵就是懲罰，我們的意識被訓練選邊站，我們出現尋找安全庇護的本能反應。柯維大師（這是我對於管理大師史帝芬柯維的一貫稱呼）的《第三種選擇》點出人類社會普遍的迷失，我這個柯維的徒弟當然有責任在健康領域中，很詳實的點出全新的觀點。

沒有錯，都是觀點的問題，都是視窗的問題，環境給予我們非常局限的價值認定。在健康產業中，不是產品訊息，就是專家意見，想要得到資訊的大眾都被淹沒在行銷和權威口水中，不但沒有表達意見的空間，幾乎也沒有思想的自由。有一種案例很多人都聽過，就是當病患在醫生面前陳述其他人所給予的意見，得到醫生這樣的回覆：「是我是醫生，還是你是醫生？」，我們的生存環境中，的確有講話大聲的人贏面比較大的現象，當你有學位和地位，當你又有權位和錢位，看誰敢把你的話打斷？

我是健康產業的一員，我是對健康有濃烈興趣的人，我是熟悉健康書文化的文字創作者，當我有機會扮演多數人心目中合格的健康老師時，我必須持續問自己：憑什麼？我自己懂了多少？做了多少？又進步了多少？提升了多少？就健康書的需求和格局，讀者最需要的東西是什麼？暢銷的背後又隱藏著哪些讀者必須要知道的訊息？當傳統醫療產業有本事透過法條要其他不同意見者閉嘴時，當主流可以輕而易舉用金錢攻勢要求非主流滾蛋時，最務實的健康資訊又該如何陳述？

所以我清楚，真正最重要的健康獲得絕對不容易在文字上堆砌，絕對不能在同樣的頻率中製造新的共振，絕對不能繼續在現有的主流價值中創造新亮點。我想把長期所體會的自信傳達給讀者，深知文字的力道或許很侷限，深知必須透過第三種選擇的視窗，深知必須跳脫營養成分和立場領域的藩籬，深知有太多存在的限制，也深知還有很大的努力空間。我想改變你的神經傳導，我想帶你離開那熟悉的慣性，讓我們一起擺脫大鍋菜的胃口，嚐嚐可以連結到圓滿人生的新滋味。

最後的議題回到主軸：這是一本健康書嗎？我心中認定是的，可是放在傳統健康書架上，從內容或許已經找不到任何共同點，早有讀者建議我的創作應該座落在文學書的領空，可是我又把腳步跨越到哲學的空間，因為我深深體會出，探討健康和探討生命適用同一種思考、同一種態度。其實，健康這門學問最高深之處以及最不高深之處都在此，你可以花一點時間就理解，也可能花了幾十年還找不到究竟，這和我們長期把身體的智慧和靈性的存在擱置一旁很有關係，很清晰的事實卻被複雜化到永遠回不了家。

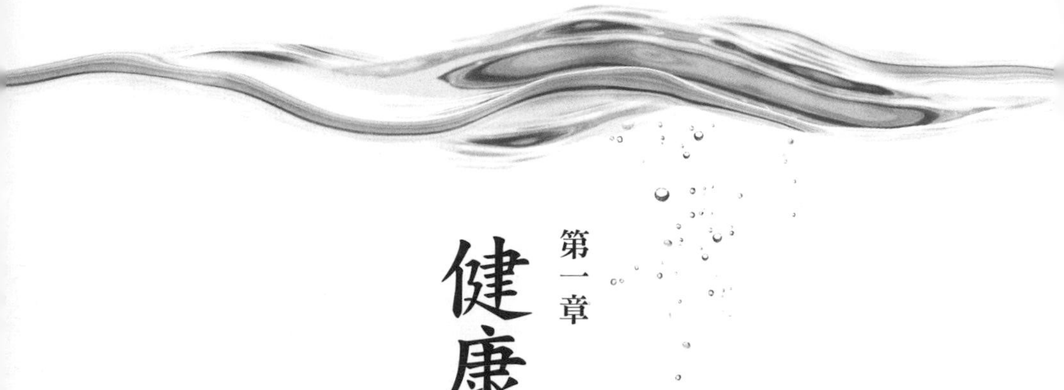

第一章

健康不是承襲，是超越

滿足的計較

《無量之網》作者桂格布萊登（Gregg Braden）：「顯然，想要實踐療癒、和平、富足，並創造能帶來喜悅的經驗、事業和人際關係，關鍵在於了解在真實存在的狀態中，我們與萬物的連結究竟有多深刻。」

打從我深度涉獵健康意境的探討，全新的體會與靈感就一直在我的思考中出現，最後健康竟然遠遠拋開營養，進入奧妙的能量世界。而這只是開端，我接著在人性的議題中推敲和健康相關的行為，理論上應該是心理方面的議題，可是又不全然，當我在自信層級為健康下最終的定論時，我發覺自信是一種宇宙觀，我的健康視野把人類所設下的所有藩籬都拆除，深知「超脫」才是未來的健康主軸。

必須聲明，我沒有憤世嫉俗，只是清楚的看懂人類的無知與傲慢，只是經常要觸碰到人類的意識所設下的陷阱，如果把它形容成地雷，我的確擁有不被地雷炸到的功夫，卻得經常目睹認識的人被炸得遍體鱗傷。我在分享健康的課堂上談生命，沒有刻意，健康不僅是生命議題，還是宇宙議題，這是在我理解我們是宇宙的一部分，宇宙也是我們的一部分之後，很清晰的觀瞻。

我也試圖從靈性的角度來解讀健康，這一部分很多修行人都懂，可是他們也只是從「人身法船」的重要性去意會，「健康」在他們的認知中，依然是主流世界那一套論述。靈性的觀點很明確，只有一直往更高位階邁進，只有期許自己可以順利登上彼岸，比較通俗的說法是佛國淨土。人身之所以珍貴，在於其修行法器的角色，如果修行人的念頭沒有超脫，把自己的健康委託給醫療，就成了弔詭。

這應該就是我所謂的「超脫」，你不應知其一，而不知其二；你不應學習半套，堅持不學另外半套；你不應誤以為自己擁有專業，而拒絕承認更高專業的存在。健康是我所熟悉的領域，我們都有接觸到專業的機會，不論是面對面，還是從媒體畫面中得知，就在對方讓我們感覺五體投地的時候，如果看不到他的眼神，也看看他的氣色，或者直接掃描他的體態。

醫美和減肥的世界之所以讓我搖頭，當你愈深入那些氣氛，我很確信你就和健康的本質漸行漸遠。這是念頭與意識的威力，也是利益與框架的關聯，當你從獲利的角度思考一件事情時，你所在乎的不會是你的客戶，那些花錢消費的只是目標路上的小配角，某些時候，只是你的玩偶，或白老鼠。某位身軀肥胖的醫美醫療院所院長出現在廣告看板上，那個畫面讓我凝視很久，最後還是在人類的無知與無明中做出結論。

探討超越認知，我習慣從肥胖世界中找尋靈感。肥胖太普遍，肥胖已經不稀奇，那種超級離譜的肥胖就只是吸引你多關注一秒鐘。肥胖很顯然是多吃的世界，身體多了體積，念頭多了空間，可是到底身體所多出來的是什麼？其實這是很合理的邏輯思考，肥胖既然是一種病態，身體所多出來的應該不是對健康加分的東西。可是當肥胖是營養過剩還是不足的題目提出的當下，第一時間反應到營養過剩的居然都佔大多數。

你該不會主張營養這種好東西不能過量吸收吧，這種思考如果有瑕疵，應該是忽略了身體的能耐與智慧，身體處於肥胖狀態不應該是身體無能，是慾望失控，是行為失當。健康如果必須在思想上超越，第一步就是站在身體的立場去思考事情，站在細胞的角度，從所有捍衛身體的微生物觀點去思考自己的行為。結論是肥胖者的身體所多出來的不是營養，是身體不要的東西，是堆積了生活中被我們稱之為垃圾的東西。

這個議題引導我思考智慧和意識之間的差異，兩者當然不相同，我的問題是：

我們眼前的這一切是意識的傑作，還是智慧的作品？我又試圖把問題丟給讀者自己去思考了，因為我也不敢說我的想法一定是對的，可是我卻極度確信，是人類的意識干擾了智慧的開啟，可是智慧也有引導意識提升的能耐，當兩者在腦袋中糾纏不清時，我們都應該思考的，是自己的生命層級和健康狀況了。

很直白的邏輯思考：生病如果非不得已，生病如果合理，已經快接近二分之一的罹癌比例如果是真相，你難道不會思考人類到底在哪個環節脫序了？這個問題在我腦中永遠浮現眾人大快朵頤的畫面，到處都在吃，在我的觀察中，吃一直就是標準答案，把身體無法承受的東西一直往身體裡面送，幾乎是每一個現代人無法掙脫的習性。就在補進超脫的議題後，我送給真正脫序的環節全新的解答：是「滿足的計較」創造了不健康的失控。

「滿足的計較」囊括了吃的需求和奢華境界，也囊括了心理素質的緊繃和不安，我們太在意不足，太計較得失，太專注擁有，反而讓自己沉溺在失去的洪流中。我們對於健康不再擁有主控權，對於自己的身體不再可以輕鬆駕馭，多少擁有事業和工作主導權的人，只要想起健康，不是近期的約診，就是動不動就讓自己皺起眉頭的疼痛與不安。我們很難在一路順暢的道路中踩剎車，我們不由自主就會在逆境中抱怨與怪罪，渴望擁抱健康的我們，居然對宇宙的運作法則完全陌生？

在由意識所創造的世界中，我經常身處雞同鴨講的情境，一律都是由「我」所主導的看法與主張，可是追根究柢之後，發現很多堅持與主觀都來自於環境中的道聽塗說。健康究竟不是可以現買現賣的玩意，不是進貨銷貨，不是昨天學習今天就可以當老師，當然，健康絕對不是「很重要的不知所措」，也絕對不是「很遺憾的何必當初」。

健康維言集

有一天，當你看清楚獲利世界周圍的泥沼，也明白既得利益背後的險惡，那是你同時察覺有錢也買不到健康的片刻。

有時候，覺悟需要很多事件的集體發難，也需要腦袋同時將很多畫面一一倒帶。

只是大快朵頤的片刻，只是加班熬夜的頻率，只是喝酒應酬的無奈，只是信賴醫生的堅持，只是微波加熱的必要，只是打包食物的習慣，甚至只是憧憬美食的依伴。
肥胖與重症，恐懼與憂慮，情緒與壓力，徬徨與無知。
很多根本的錯誤深植在你我生活之中，幾乎已經到了抗拒探討真相的程度。
忠言逆耳，寧可藏匿在舒適圈之內。
視而不見是選擇遺憾的方式，理所當然是邁向悔恨的念頭。
劇本都雷同，因為想法與做法都類似。

確診的隱形禍害

《生命的關鍵決定》作者彼得尤伯（Peter A.Ubel）：「自命清高的醫生大人認為他們的追求至高無上，只要洞悉一切與病痛有關的問題，就可以為全人類帶來福祉。」

在一個場合中，我和一對夫妻對話，妻子剛剛手術後出院，已經確診的腫瘤被醫生快速切除。溝通中，我只強調一個重點，就是務必清楚腫瘤形成的遠近因素，在往後的生活中不再犯錯，光是此議題，我們可以繼續深究兩個小時。可是現場缺少探討錯誤的氣氛，因為他們強烈顯露出對醫生的感激，錯誤不是重點，是醫生的高明醫術救了她的命，是偉大的醫療體系成就了他們對於健康的渴望。

我談的是聚焦，當然是一種價值認定，我認為最重要的事情在他們心中根本就微不足道。如果健康有點、線、面的思考層級，這是感恩和反省的優先順序，不是取捨，不是對立，只是當生命還有延續的職責，全面性的思考當然是當務之急。我的工作最特殊的地方是了解我的人不多，當然也是自己需要努力的地方還很多，企圖要在人類的廣泛認同中去開發不同，要在浩大的主流價值中去行銷非主流，我已經相信不被多數認同是必經之路。

我有一種觀點，是關於診斷的必要性與重要程度。審慎分析，從一般邏輯思考去分析，腦筋稍微恍神，赫然踢到鐵板，怎麼會有這樣的念頭？不是反對診斷，應該說是診斷的重要性在健康的大藍圖中，微不足道。嚴格說，這就是念頭的破壞力，除了是一種依賴，也是訊息毒素的殺傷力。我的觀瞻來自於諸多個案的完整呈現，很多疑似癌症病友在醫院回診的指令中喪失生命鬥志，我經常懷疑疑似癌症和確診癌症之間，是什麼力量讓病人的狀況失控的？

我們實際接觸一位住在高雄的王老師，有那麼一個「疑似」的關卡，在由主流醫療所掌控的社會中，我必須照實陳述，這就是生意上門的契機，同時也是導致七成個案從此步入深淵的十字路口。王老師目前超級健康，她一度因醫生的口吻而暴瘦，面臨要不要進行化療的抉擇，可是她後來選擇相信自己的身體，她選擇用自己的決心和信念征服命運的作弄。類似的個案都在你我周圍，我們聽到的多半是遺憾的結局，而且我們都得接受某某人因為「癌症」而去世的事實。

必須再聲明，我沒有為反對醫療而反對確診的意圖，而是那些隱藏在內心深處的恐懼因子太有破壞力，好比安置了一群惡魔在體內，攔阻了當事人邁向健康的任何可能。我上網查詢，有不少關於「誤診」的研究報告，這並非我想引述的部分，所謂「誤診」，多半指診斷錯誤，當然部分合乎我的觀點，可是我所理解的部分多半是從沒有到有，或是從輕微到無法掌控，或是直接把一個健康個體摧殘到送進墳墓。

這裡牽涉到一個合法的保護網，一群人在法律和專業的庇蔭下為所欲為，有良知的醫生看到這種訊息，有可能會震撼，或者直接捍衛醫療領域的清白，因為專業的名聲和形象無法容忍類似的批判。其實我不想比劃，也無意辯論，這就像政治舞台上的戲碼，是公說公有理，屬於完全沒有交集的對決。我的視野是俯瞰，我的觀點是超越，我的主張是在不同的領空各自經營，讓時間和法則來做最後的裁決，讓因果和大自然的遊戲規則來安排我們的去處。

我在之前的書中討論過醫療分科，一種看似分工與進步的高階醫學發展，很明確的成效是病患的人數竄升以及藥局配藥的高度忙碌。我必須拉出科與科之間的線，還有病患與病患之間的密切交集，這裡有隱藏在真相裡面的藥物副作用，也就是藥物在科與科之間搭起橋樑，習慣仰賴醫療的個體被處方藥物送作堆。念頭從仰賴到無法掌控，動線從偶而走醫院到頻繁進出醫院，我們成為醫院的忠實消費者，行為動機從頭到尾都不由自主。

曾經在我早期的著作《益生菌觀點》中提出所謂「後抗生素症候群」，嚴格說，這是一種警覺，自己究竟是在抗生素的填充中成長。理解腸道生態長期被抗生素摧毀的效應，那不是一個點或線，而是一個支離破碎的面，我可以聯想到所有慢性病的痛苦延續，更可以聯想到對健康完全失去信心的全面崩解。療程或許是醫生的必要思考，細菌抗藥性或許也是必須審慎考慮的焦點，如果這是治療時的選項，醫生不必要承受接下來的病痛，那是手持連續處方箋的無明沉痛。

還是回到思考的層級，還是回到一種慣性的邏輯，那是現實社會已經無法掙脫的桎梏，也是你我的人生持續要接受的考驗。如果確診就注定永遠到不了健康境界，萬一確診就很難有機會翻身，那麼確診的意義又何在？我說的是如果，是萬一，至於決定權，不在我手上，必須由你自己去穿透，因為你身上的每一個傳導都至關重要，你身體內的每一次訊息託付都關係到往後的生命品質。千萬別忽略那個恐懼因子，千萬別輕視那個憂慮因素，千萬別小看那個把所有癌症病人帶往絕路的主觀認定。

我很不願意把這檔事連結到智慧的有無，當然我們都具備認清事實的智慧，至少身體有，只是需要被喚醒，只是需要被開啟。這麼多人伴隨著病痛是不合理的，身體有病痛會嚴重到喪失生命是很反常的，不是當事人放任自己多吃，就是當事人甘願讓醫療把身體當實驗品，這種極端的謬誤竟然有機會積少成多，而且成為主流思想。當你把眼前的這些論述連結到法律，感覺到似乎我有煽動讀者拒絕醫療的企圖，我還是得提醒你，健康到不需要醫療，把身體保養到完全沒有接觸醫生的機會，這是超越，不是違逆。

健康維言集

框架是人造的，是利益擁有者不希望你看懂真相所架設的藩籬。
框架有屬於框架的邏輯思想，跳脫不了框架，你就依照指引思考。
當醫療成為主流，你的思考就依循他們所制定好的思考軌跡。
謊話說多了，誤以為真，在醫療的世界裡，看不到健康的真相。
是的，你認定的健康，不是健康。
在框架外思考，是唯一的出路。
掙脫醫療框架，處處健康圖像。

在不求與從容中了悟健康

《零極限》作者伊賀列卡拉修藍（Ihaleakala Hew Len）：「『法則』指的是一個人透過感覺影響世界的能力，而『承諾』指的則是臣服於神對你的安排。」

把推廣健康列為人生使命，即使是近年的明定，我卻冥冥中有從潛意識收到靈性指令的感覺。那是我初到台北就讀大學的片段記憶，我訂閱了當年市場上唯一的健康雜誌《健康世界》，不一定閱讀出心得，也不清楚自己為何有搜尋健康資訊的意圖。當年從台大農學院轉進北醫，我完全不清楚自己的動機，只知道應該接觸醫學教育，只記得心中出現蠻特殊的喜悅。

抬頭看著上蒼，心中有滿滿的感激，有一條路一直在指引著我，其中還不乏大錯特錯的顛頇路，還有那一段把自己搞得不甚健康的蹉跎路。我現在的角色是健康使者，不論是大型的演說，或是小規模的座談，甚至只是好朋友請託的一對一溝通，我習慣看到每一種眼神，我也熟悉每一種眼神背後所代表的劇情。我懂你的問題、理由、藉口，或者是你那如假包換的自信，因為我都經歷過。

我追過錢，跑過三點半，經歷過那種只求今天過關的老闆人生，參與過那種銅臭味滿載的創業說明會，體驗過必須向別人證明自己一定行的創業路。我們非得用不算短的人生去驗證老一輩早就提醒的經驗談，所謂「錢四腳，人兩腳」，最後還是在價格與價值的兩造對比中，最後還是在不吃與吃飽的兩大落差中，我體悟出「少即是多」的偉大哲理。

很多次必須向學員解釋這四個字，有一套很制式的說法，因為吃得少，生命延長了，能夠吃的反而多了，所以「少即是多」。合邏輯，聽起來也沒有瑕疵，可是我最終的意會卻直接超越這種硬湊起來的解說，因為真的不求，因為真的沒有利己的念頭，因為真的不願意再被世俗的比較心所綁架。我感覺更充實了，對於未來的人生，我充滿著自信，所有生命拼圖中所存在的缺角，確信自己可以一塊一塊將之補起來。

所謂自信，是有確實根據的，不是單純對自己的能力有信心那種自信，來自於懂自己的身體，而且有信心身體已經做了回應。我們的意識和身體的傳導之間，甚至是心靈脈絡之間，有一種非常奧妙的互動關係，身體愈清淨，心靈愈安定，意識和身體之間的傳輸就愈明顯。其實生命藍圖就是要描繪到如此的清晰，宇宙的脈絡也在身體的所有邏輯之間，我們很熟悉的「身心靈」三個字完全凌駕在意識之上。

意識的角色呢？功能呢？嚴格說，文明世界的最大盲點在此，人類長期誇大了意識的領空，讓意識居於領導的位階，不小心忘了應該要謙卑，不經意也忽略了必須持續進步。意識是用來學習的，意識是用來支援的，意識是用來響應的，意識是用來體會領悟的，在健康的道路上，意識是配合身體的角色，是尊重身體的單位，是聽從身體指令的位階。

我們長期誤判身體意識和腦部意識的角色，誤以為腦部意識可以支配一切，殊不知意識其實已經被食物所掌控，被習慣所引導，而且被脂肪細胞所領導。在美食的世界中，在藥物充斥的大環境中，我經常意識到人類的墮落和沉淪，我身處客觀而且謙卑的一方，不容許自己有驕傲自大的觀瞻。很多人堅持要害怕，要恐懼，要沉溺在無法自拔的慵懶中，任由身體一天一天的退化，任由生命一天一天的折損。

當我從鄭金鎮前輩手中接到斷食的指令，生命不但從此改變，健康世界所賦予我的靈動和靈感就不曾停止，這樣的人生轉捩點已非巧妙可以形容。在生命的藍圖中，擁有要適量，也要適度，身體這個小宇宙也必須遵循適可而止的法則，斷食就是學習這個道理的關鍵跳板。只是進入斷食的簡單引導，我逐一把身體內的脈絡釐清，體會到人之所以背離健康，除了吃錯和吃多，還有那堅持不願意認錯的固執。

停留在吃的情境與情緒中，終究不可能體會到不吃是什麼樣的境界；停留在營養補充的重要性中，終究沒有機會理解身體有排出廢物的優先選項；停留在體力與食物的關聯性中，終究不會有機會聽到身體最真切的清淨回應。意識的關鍵角色在清空，在於把執行改變的動機很清楚的交託，在於將未來健康的圖像很清晰的勾勒，意識可以提供學習的座椅，也可以引來病痛的魔掌。

也在學習斷食的過程中，過往的念頭與習性也逐一被我揚棄，除了降低身體對於食物的依賴，我願意給自己的有限人生充裕的時間，調整與學習。「給時間」果真是一門很寶貴的功課，回應大自然的行為一直在生活中落實，也重複練習，身體終於在時間充足的演練中，以最佳狀態感恩回覆。我在自己的授課筆記上寫下：「給時間，才會有時間」，也建議所有朋友給自己時間，給身體時間，給別人時間，給自己的生命充裕的時間，我們都將因此而提升，而且持續進階。

健康雋言集

給時間，才會有時間。
時間不夠，是你看待時間的視窗有偏差。
生活困頓，是你一向期待快速解決問題。
不健康，道理一致，是你從來都不願意給身體足夠的時間。
不給時間，終究沒時間。

我們不知道的事情還有好多好多

《潘朵拉的種子》作者史賓賽威爾斯（Spencer Wells）：「人類改變了植物與動物，好讓自己發展出不斷擴張的農業社會；但從基因的數據來看，動植物可能也回過頭來改變了人類。」

時間是二〇一三年的十一月，從前一次專注完成一本書已經間隔了三年，這段期間我沒有停止寫作，沒有停止在臉書留下心情靈感，也從來不曾停止閱讀習慣，尤其我相信自己針對健康與人生的體會層級已經有足夠素材可以分享，所以我知道又到了集中靈感創作的時候。

打開電視看到噴不完的口水，或許這不是台灣的專利，可是那一成不變的陣容排序，那千篇一律的流程和話題，如果你不會覺得枯燥乏味，我還真的必須佩服你的淡定。這種例行性的節目有收視率，有廣告的支持，當然還有社會面提供源源不斷的議題，這到底是拿著遙控器的我們所面對的現實，還是主持人和名嘴所必須接受的現實，不要忘了，照單全收所有訊息的，通常是坐在電視機前面的你我。

「沒常識也要看電視」畢竟是句玩笑話，可是現代人每天願意坐在電視機前面被荼毒的時間有多長，我相信每個人心中都有定數，問題的核心是媒體所釋放出來資訊的正確程度。不但名嘴講的都是對的，專家學者的發言都是有憑有據的，就連任何一位新聞記者的專題內容都無庸置疑，的確也是，全世界的媒體都具備相同的特質，民眾也欣然接受這樣的事實，就是讓他們無條件的轟炸我們。

就拿目前正在延燒的假油議題來說，當高姓負責人的住家和座車成為媒體記者追逐的話題時，收看新聞節目的你，不小心也被挑起憤怒的肝火，那一刻的你，其實並無從判斷自己的生命和這件事的真正關係。當新聞持續強化加害者的可惡，受害者的情結便無限蔓延，好比經常看到或聽到新聞記者在殺人犯身旁扮演正義使者一般，就會問一些當事人根本無從回答的敏感問題。

我可以把這些情境很直接的連結到社會上的病容，而且確定兩者之間存在絕對的共通性。長期以來，我驚覺這種可怕的社會面相，一種「被害症候群」鋪天蓋地的到處感染，這是文明社會非常不長進的集體病態，所有責任都可以鎖定應該追訴的對象，應該要負起責任的對象十分明確，通常都是食指可以指明的方向，不會是四個手指頭所對的自己，是別人。

我想到英文的及物動詞，動詞要有受詞，加害者要有受害者，沒有受詞，動詞就無用武之地，如果沒有受害者，那麼加害者也無從下手啊！我相信還有不夠清楚闡述的地方，一旦我也承認受害者的無辜，一旦我也同情受害者的處境，意思是我請求把受害者最惹人憐的那一面徹底的抽離。正面詮釋之，受害者是要負一些責任的，受害者如果多了自覺，就少了傷害，如果多了承擔，也就可以節省不少社會成本的浪費。

同樣的邏輯投射在不健康的人身上，因為都是別人的錯，都是別人應該負責任，我們花了健保費、付了掛號費，我們買了藥，我們花了時間排隊掛號，我們在有限的時間之內期望無限的績效。生病不是一個點的問題，它是一整個面相的顯現，或許我的說法會被解讀成武斷，因為我總是相信有高比例的人終其一生想不通問題的答案，因為崇尚錯誤的價值，因為篤信不當的信條，因為抗拒必要的改變。

我願意問自己：還有多少知識可以吸收？還有多少時間可以進修？同樣的問題是，還有多少時間可以蹉跎？我希望在我生命的最後十年，我可以說出明確的答案。科學探索不盡，人體追逐不完，健康知識永遠推陳出新，保健食品永遠買不完，我卻深信健康不應在這些議題中沉浮，就在我自己的所見所聞和體驗，健康必須做一些功課，走一些路徑，經歷一些體會，然後培養出很多很多的自信。

時代雜誌資深作家亞曼達瑞普立（Amanda Ripley）經常深入災難現場，她的著作《生還者希望你知道的事》挖出了我們內心深層最捉摸不定的恐懼，世界需要我們的關注是我個人的心得，對於身旁的人需要多一些關心是我們永遠的生命功課。你相信災難生還者充滿告知世界真相的急迫感嗎？到底幾秒鐘或是幾分鐘的危急讓他們看到那種可貴的人性情操？我的工作也讓我對生命更加好奇，也對於人性更加理解，同時也惋惜。

我不喜歡死記東西，也不喜歡一成不變的程序，領悟存在一種很神奇的喜悅，有機會通達深奧的知識概念，我喜歡那種暢行無礙的成就感。我對於健康的理解依循著自己的邏輯，必須有觸類旁通的能耐和實力，至於那種「給我步驟，其餘免談」的論調，已不存在我的價值體系中。當亞曼達瑞普立被讀者問及具體的逃生行動項目時，我相信她對於人類被環境練就深淺不一的思考層級，肯定有非常深切的體認，就像我經常被問到健康步驟和守則，就像很多讀者要求我出版食譜一樣。

如果求知是所有人一生中不應怠慢的功課，經驗告訴我，當務之急是抽掉最深藏不露的傲慢。傲慢很無形，認為沒有，其實都有，修掉了很多，依然還有很多。

當然，絕對不是你所想像的那樣，也絕對不是你習慣反射的方向，我們不知道的事情還有好多，可是關於健康，關於圓滿人生，或許我們並不需要知道那麼多。

健康維言集

人生有些學習就是需要絕對單純心，有些道理只要抱著單純心接受。譬如相信身體其實是很單純的概念，飲食方向可以很單純，生活態度可以很單純，現代人多半患有「被害恐懼症」，把很簡單的事情想得很複雜，醫療的分科就是最好的案例。我的健康體會可以簡單解釋成把丟在垃圾桶內的垃圾盡快處理掉，能夠多快就不要拖延，能夠處理就不要耽誤。

白色鬼門關（王老師的故事）

《生食，吃出生命力》作者維多莉亞柏坦寇（Victoria Boutenko）：「我相信，我們天生都是健康的，我們美麗的身體是完美的，而疾病是不正常的。然而，你能說出幾個人是完全健康的？」

你從事業務工作嗎？你每個月有必須要達成的業績壓力嗎？如果情況真是如此，一旦到了接近月底，業績尚未達成一半，你會不會燃起鬥志？有沒有可能，因為你的念頭不同，周圍突然出現不少潛在客戶，業績量可望在最後衝刺中爆增。你相信庫存也是一種業績壓力嗎？對於生意經營者來說，把庫存轉換成現金是必要的工作，醫院也有其企業經營的模式，醫院也有把病人視為客戶的經營方式，我要介紹王老師的故事，她是醫院設定的客戶，可是她卻不是病人。

一位退休女教師在例行性的健康檢查中，被醫院告知疑似乳癌的病灶，類似的個案每天都在發生，可是王老師的故事有其啟發性，有其教育性，我實際接觸當事人之後，深覺有深入探討的必要。這個故事不是要提供感動素材，主要意義在學習與警覺，就我個人的觀點，很多犯罪案件發生都很隨機，做案的人沒有特別挑選對象，只挑選合乎他需求的對象。在不對的時間和不對的場合，運氣不好的人成為犯罪人最對的對象，因而遺憾終身。

被醫生告知之後，可以用各種和驚嚇相關的形容詞來描述當事人的反應，其實我有充分理由相信，很多人真正的病情就從被宣告之後開始。這種論述有點違逆我一貫的主張，好像責任是在醫生，而非病人，事實上就王老師的個案，實際狀況是如此。她沒有病，這是我們非常清楚的事實，根據所有的檢查報告來論證，根據我們所觀察到的人格特質，當然也得根據此刻王老師的整體健康呈現。

可是訊息導致她暴瘦，我們都可以理解那種食不下嚥的處境，按照醫生所指定的時間回診，發覺化放療的建議流程已經準備妥當，只等她首肯。先在這一刻的畫面停格，我把這一刻放大，去連結每一個我所知道的個案，同樣是乳癌，同樣有面對抉擇的這一刻，我們甚至很容易研判多數個案所做的選擇。

王老師的個案不是做哪種選擇的結果討論，是她選擇不治療，這裡有一個必須要追下去的問題：她到底要治療什麼？最值得深入的問題應該是萬一她選擇接受治療，這就是一般人放在心底深處那種「有病就得接受治療」的邏輯，沒有人認真思考過「有沒有病由誰來認定」，我倒是看到人世間那種都是一個人說了算的結果。人類世界的貧富差距持續擴大，不就是這種一人表述的結果，窮人被迫聽富人的話，沒有聲音的永遠當聲音大聲的墊背。

有沒有很多婦女其實只是初期的纖維囊腫，只是觸摸有些許的硬塊，最後整個乳房被切除的？我有答案，我也沒有答案，探討類似問題總是觸及很多敏感神經，問題也不針對女性朋友，這是所有人遲早都得面對的省思。我希望所有人都不會有機會面對要不要進行化療的抉擇，問題是事情不可能是這樣子發展，如果沒有癌症的人都有接受化療的機會，社會上的「病態」顯然已經被無端的放大。

王老師的故事就從衛生所追蹤四十五歲以上婦女的幾大項檢查開始，從「疑似惡性變化」的報告到接下來的超音波和穿刺，從醫生沒等報告出來就要求切除，因為「好壞都要切掉」是專業的主張。手術後的隔天，她躺在病床上接受醫生提供「重大傷病卡」的恩澤，只告知是癌，沒有太深入的說明，就直接安排進入癌症中心。我在前文提到所謂的業績考量，在醫療體系的實際運作中，病患無暇顧及不盡良善的醫療動機，如果醫德淪喪是事實，如果營利考量是事實，左顧右盼都是病人的情境中，誰真的有病，誰不是真的生病，誰真的在乎了？

自己當然是最標準的答案，自己應該為自己負起責任，偏偏每個自己又是最忽視自己的責任，偏偏人都是最重視那個擁抱惰性的自己。提到惰性，就是所謂的舒適圈，就是被既得利益所把持的思考和行為，我想問的是：醫生不是凡人嗎？醫生沒有惰性嗎？這個問題應該留給每一位讀者自己去進行最深度的思考。況且，真正的問題應該是：為什麼人們總是選擇在健康檢查的時候來面對問題？總是選擇在病痛出現的時候，要求醫生協助解決問題？這是掉入人性弱點中的人性弱點。

最後，我摘錄王老師個人針對整體事件的自述其中一段：「九月門診時，我問醫生：癌指數都正常，為何還要做化放療？沒想到醫生的回答是：『為了預防。』聽了當下心跳加倍，心裡直想：『不管是阿彌陀佛、阿門、或是任何神明，通通感謝啦！沒讓我走向治療的路！』」真實的劇情是醫生還在治療的項目中和她討價還價，有一點業務員推銷商品時，貴的推銷不成，退而求其次推銷便宜的那種情節。

我沒有一竿子打翻整條船的意圖，只是很清楚這是眼前醫療文化極其淪落的一面，只是很清楚我們在例行性的講座中，一直有喚醒塗炭生靈的紀錄。王老師很感謝那位主張「預防性化療」的醫生，是他的意見讓王老師進入全健康的世界，是他的提醒讓王老師找到全新的生命。

健康維言集

台灣每五分鐘多增加一位癌症病人，意思是每年就有十萬人罹癌，從民間的角度，這是醫療的市場，或是職責，訊息到達你的認知中，最一般的反應是「希望不是我」。

我看這則資訊，容我描述一個可觀的人龍陣營，就是一個人搭著另一個人的肩膀，所有國人爭先恐後擠進隊伍中，目標一個地方，叫作癌症區。

除非你有正確態度與環境，除非你有讓自己掙脫漩渦的信念，否則你就等著被點名徵召，我很不情願這樣說，不論你現在態度多麼頑強，你依舊是站在隊伍中，等待命運敦促你反省的那一刻。

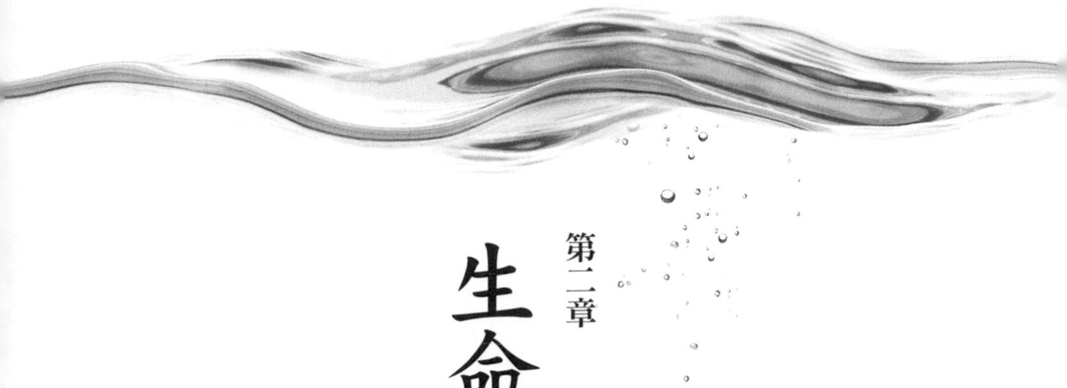

第二章

生命不是利己，是利他

用最高標準檢視醫療保健人員的健康

《你要如何衡量你的人生？》作者克雷頓克里斯汀生（Clayton M. Christensen）：「好的理論不會只能運用在一些公司或一些人身上，好的理論應該適用於各種情況，可以解釋什麼現象是什麼原因造成的，並告訴你為什麼。」

有一種外食經驗，幾個人走在街上準備找個定點用餐，在門可羅雀和人聲鼎沸的取捨中，最後一群人選擇必須稍作等候才有得吃的餐館。標準何在？是什麼因素左右了這些人的判斷？或許你真要他們說，還真說不出個所以然，人多就代表好吃可以是一種經驗法則，把這種價值觀說得比較透徹些，說穿了，就是安全感，就是當我們必須仰賴他人的經驗法則時，最不用腦筋的佐證。

容我連結到仗勢著人多而可以大聲咆哮，甚至於動手打人的場景，我親眼見證過在遊行的場合中，立場不同的兩造雙方所發生的對峙，人多的一方很自然就多了人少一方所欠缺的優勢。我經常反問自己：群眾是理智的嗎？人多就代表了真理嗎？暢銷就反應成功嗎？在人類所創造的普世價值中，我一再看到那種荒誕不經的卓越，我一再目睹那種不倫不類的優秀，我一再面對那種弱不禁風的高傲，這一切集結成所有我所熟稔的迷宮。

是的，我們都必須接受身處環境的現實，就在我回想兒時的成長畫面中，存在的盡是我現在所無法苟同的價值，成績無條件連結到成就，金錢當然就是貨真價實的功成名就。每每都要為自己的人生際遇感到慶幸，每一個過程都有值得我反芻的學分，每一回的起伏都有最關鍵的提醒，尤其是在搭順風車時，在生意大好的時候，在業績傲人的片刻，在人氣最旺的高峰，在錢包滿載的盛況，我們的眼角更換了一些角度，我們的口氣多了一些濃度。

心裡面少了謙卑，不是刻意，也沒有故意，當生命出現看不到別人的高度，汙染心靈的心理素質就會出現。少了修鍊，少了思考，同理心就隱藏在後視鏡的死角，我們總有在人生道路上迷失的時候，尤其我現在所要強調的，順暢是一種迷失，成功是一種迷失，還有一種很簡單的形容，比別人多或比別人高的時候，就是小心會迷路的時候。我的人生劇本從擁有到失去，從父母親的栽培焦點到他們感覺不足為外人道的失焦，重點是我很清楚的在醫療與健康之間，畫出一條非常清晰的楚河漢界。

我的親人中有不少醫生，同學和學長學弟也不乏線上的名醫，他們的地位和高度持續維持在環境所認同的水平，讓這些價值屹立不搖的一般是學歷、位階與財富的組合，我無意拆掉這座高牆。可是接受這個事實和我們獲得健康之間，到底有沒有任何的交集？我一直確信自己的學經歷背景所累積的最重要見解在此，證據都在我的所見所聞之中，在白色巨塔之內所主張與運用的觀點，其實嚴重侵犯了健康的核心價值，如果此刻的你在醫院等著領藥，手上拿著這本書，就請把書收起來吧。

醫生不論多麼專業，多麼優秀，針對病況的治療與掌握是多麼的內行，請用最嚴苛的角度檢視他們的健康狀況，這是我一貫的堅持，健康即便存在利他的超級動能，首部曲還是把自己照顧好。生命因利他而存在，可是利己和利他之間存在著奧妙的關係，修行修自己，健康也從保養自己做起，實際行動之後才有口沫橫飛的條件。我們都有那麼一刻要體會到，講了這麼多的大道理，實際到底又做了多少呢？讀了這麼多的專業書籍，上了這麼多的專業學分，真正健康了嗎？

要探討一個公正不阿的價值，請務必丟掉同情和寬容，請務必捨棄姑息和害怕，也請務必拿掉尊敬和佩服，所有干擾我們明辨真相的存在都先移除。醫生不因辛勞就有資格不健康，醫生不能因為忙碌而坐擁肥胖，我經常奉勸動不動把「醫生說」掛在嘴邊的人，在這三個字的連接詞後面，所陳述的最重要價值都是偏離核心的論述，不是絕對的沒有價值，是多半的沒有意義。

醫師執照背後的辛酸不是我所要談論的重心，在生命道路上的所有真真假假中，和自己的生命意義最契合的價值何在，和自己的身體健康最密合的方向又何在，我不一定要把銀行可觀的存款連結到癌末的病容，只要連到肚皮上肥厚的脂肪層就行了。至於在保健市場上求生存的各位，少了那一張專業執照不一定是利空，可是通路的利潤多少必須回饋到個人對於自我保健的提升，在「健康食品」不代表健康的世界中，銷售健康食品的人員應該如何維繫健康的形象呢？

這是我相當重視的主題，而且我不會保留任何台階給代表健康形象的人，太忙不是理由，沒時間不是原因，肚子凸起就死當，臉色黯淡也出局，肥胖絕對沒有資格扮演健康的代言人。我曾經也不太講究角色扮演的分寸，後來從消費者花錢購買商品的心態去探索，也從業務人員篤信商品優質的心態去延續，後來才領悟到在買與賣之間，花錢與賺錢之間，產品與健康之間，沒有絕對的等號。這只是願打與願挨之間的消費世界，不是分享健康的良心世界。

聽到「我吃肉吃很少了」這樣的話，和聽到「我都有運動」這樣的話沒有兩樣，不是我不信任對方，是尺度都可以自己定奪，我個人嚴厲的觀點，這就是一種姑息養奸。通常說「我每天都有排便」的人，在我的經驗法則中，有一半以上會出現便祕的機會，不是每天排便不對，是保留太多犯錯的空間給自己，是心態上縮減了進步與提升的空間。把健康寄託在特定商品上的人，也就是在念頭上仰賴產品回贈健康的人，非常有機會在路的盡頭轉彎離去，就是遠離健康而去。

在毒素汙染嚴重的現今社會，套一句我前輩的話：「沒有斷食的經驗，就不要說你健康，也不要說你懂健康。」

健康維言集

你遲早要想通，
「醫生說」是你一輩子掛在嘴邊最無知的連接詞。

生命不存在標準答案

《黑天鵝效應》作者納西姆尼可拉斯塔雷伯（Nassim Nicholas Taleb）：「我們並沒有同時學到我們不知道我們不知道，問題在於我們心智的結構：我們學不到規則，只是學到事實，而且只有事實。我們似乎不善於了解超規則，我們藐視抽象，我們熱切的藐視抽象。」

有一天，你我都將離開人世，為自己這一世的有限生命畫上休止符，前往應該去的下一站；如果還有輪迴，如果還必須要輪迴，會不會再回到地球，都是絕對的未知。我談到了一個距離我們相當遙遠的時空，這個形容詞「遙遠」，很有可能在空間上近在眼前，在時間上換了空間的感受不盡相同，可是討論相關議題的論述很多，研究生死學的學者也不少。

這是知道和不知道的議題，是相信和不相信的議題，就你我的共同認知，沒有定論應該比較有共識。即使我說，我相信《天堂際遇》作者神經外科醫師伊本亞歷山大的每一個看見，我也深信《天使走過人間》作者，瑞士精神科醫師伊莉莎白庫伯勒羅斯所闡述的每一次靈異經驗，我也深信 妙禪師父是恢復佛身的現代住世佛。沒有刻意，即使我的雙眼和法界沒有相通，生命依然安排我接受這些真相，我的生命充滿特殊際遇和福報，可是我依然得接受所有質疑的眼神和不置可否的回應。

看不見的世界有人看見，不相信的事情有人相信，不知道的道理有人知道，針對求知與不求知、上進或不上進，生命永遠存在渾沌未明的現況。就在我們把視野放在現實世界的同時，同樣面臨知道和不知道，相信和不相信，應該相信的不相信，不值得一信的卻堅信，生命處處是類似的劇情，我的人生從懂事那一天開始，就被迫相信一種由人類所裝填的「真相」。那是醫療，一個解決人類病痛的地方，一個現今八成以上的人類將之連結到健康的領域。

自從我學習到「我執」這個名詞，就不曾忘記檢視在我環境周遭的所有執著，事實上，在自己身上，在對談中，在授課中，在接收資訊的當下，「我執」無所不在。尤其是一種伴隨了幾十年的主張，突然發覺它已經殘缺不全，突然才知道長期所住的是沒有骨架的高樓，當我面對從臨床退休的父親，深知我沒有能力扳倒他內心堅守了六十多年的信念，也不容許是非對錯前來干擾我們的父子關係。妥協有其相當程度的不得已，在新知識的翻山越嶺中，我謹守不進則退的分寸。

曾經試著和父親談到醫療在動機面的缺失，我也提過藥物對於人體所製造出來無法抹滅的傷痛，話題沒能走深，我已經踩了剎車。其實我的動機主要擺在解釋自己的志業，可是當主題很容易連結到對與錯，反而對老人家造成不必要的折磨，這時候的情勢就必須是一種權衡。這是一堂屬於我個人的課程，即使醫療諸多面相都被我唾棄，對與錯之間永遠都存在對峙，我相信在我有生之年，雙方拔河繩中間的紅線還是來回移動，標準答案不會是問題的答案。

我不會因為父親是執業醫師就永遠高舉醫療神聖不可侵犯的大旗，我也沒有因為自己的學歷而選擇永遠站在白色巨塔這一邊，我清楚只要健康是方向明確的訴求，就不應和醫療沾上邊。如果抗生素有功勳，它所造的業早已把所有功德抵消得一乾二淨，深入每一段生理或生化的短缺或毀滅，深入理解腸道不健康所引發的全身性病理，當然也得深入認識抗生素對身體有益菌的無情殺戮。

而佛萊明的功與過只是冰山的一角，醫藥議題一旦和大規模利益掛上邊，身體的立場永遠都是非主流，健康的主軸永遠都是小眾市場，我的著作永遠只能期待長尾效應的甩尾力道。人的世界一直都存在這種說與做的不對等，因為有利益的大牆擋著，因為有法律的條文綁著，因為有道德的尺度拉著，最起碼都還有社會和輿論的監視器看著。藥物傷身，還是得吃藥；學歷無用，還是得擁有高學歷；人品重要，還是得查一下身家背景；服務第一，還是得比較一下客戶的荷包深度。

我確信靈性世界存在，也深信念頭具備不可輕忽的威力，我甚至篤信天父愛我們的慈悲心隨時都跟緊著，這一切都已超越科學可以蒐證的領域，科學畢竟有其無力踏步的時空。有一部電影叫作〈金盞花大酒店〉，描寫人生的偶然、巧合和命定，原著寫出我對於生命因為歲月而衍生的意會，有一句台詞是這樣講的：「一切事情到了最後都會迎刃而解的，如果還有狀況，那是因為事情還沒有到最後。」我們的一生都在過程與結果之間行走，樂觀正面的人也偶而會碰到灰心喪志的時候，如果我說這一切都是造物賦予你我的生命功課，你相信嗎？

很多真理還是在見仁見智的框框內，研究健康多年，閱讀過的文獻和書本無數，接觸與使用過的保健產品更是不勝枚舉，我最後在幾位貴人的提點中豁然開悟，只是持續讓身體淨化，我居然輕易跳脫十多年摸索身體世界的執著，而且完全不是任何專業知識所帶來的力量。所以我不再給生命答案，在健康講堂中，我告訴所有學員沒有標準答案的道理，因為答案因人而異，出發才到得了目的地，做了才有體會，體驗才有感受，沒有和身體充分對話的經驗，如何有機會理解健康的奧妙？

在自己的筆記本寫下：「如果靈性修行是擱置意識，把主控權還給元神，健康修行便是捨棄意識，把決定權還給身體。」人生所有面相都存在相同的準則，我的心得回到造物的創意，總是要在醫療或是宗教的保護傘下談論相不相信，我們應該還有更重要的事情要做。

健康維言集

如今健康變成一門管理學，健康變成一種修行，都因為人類創造出惡劣的生活環境和習性。

健康大道必須自己走過，而且是主動積極的走過，不能假手他人，即便是最親近的愛人或家人，重點是現在就跨出第一步，不能等到需要的時候，也不應拖到你甘願的時候。

我們都把錢花在哪裡了？

《順流致富法則》作者羅傑漢彌頓（Roger Hamilton）：「財富不是你賺了多少錢，財富是當你失去所有金錢後所剩的東西。」

滿街都是便利商店，同一條街上兩三家不同招牌，同一品牌分店開在同一條路上的對面，真是貼心到家的方便，連過馬路的功夫也省了，除了肯定其「便利」訴求的全面落實，消費者的立場似乎沒有挑剔的空間。「便利」或許是現代人生活中不可或缺的價值，可是街上的商業氣氛卻也呈現出一種競爭的角力，使得便利超越了基本的尺度。

在健康的持續進階領悟中，我強烈感受到，似乎「便利」的價值也一直揮之不去，一顆膠囊可以解決一件重大事情的念頭出現在人類的思考中，一杯飲品處理了所有疑難雜症的念頭也出現在業務人員的口氣中。人類在文明的進展中不斷置入「簡」「捷」的元素，我有機會體會到這種需求違逆了生命的基本能力，很多重視便捷的案例在我眼前，我卻清楚見證他們承擔力的式微，連過馬路都省了，連走路的能力也都省了。

在便利的廣大需求中，我卻清楚看到對立面出現承擔的呼籲，說得更明白些，便利與承擔必須相互制衡，而且是以承擔為主，以便利為輔。生命中的承擔有各種面相，在工作中通常是分工與承擔的比例分配，在家庭教育中是愛心與承擔的重心分配，可是當進入生命的價值與意義，和進入充分掌握和身體互動的奧妙一樣，承擔出現超乎想像的關鍵比重。大部分的人對於這部分的理解都夠，知道身體是自己的，健康靠自己，可是都在執行面出現極大的落差。

多數人身體不健康，關鍵在少了承擔，這一部分有其抽象不容易理解的深度，不是生病負起責任那麼單純，走投無路時獨力收拾殘局不能歸類在承擔，有能力規避所有不好的狀況方是扛起責任的建設性處置。可是沒有狀況，要承擔什麼？我有機會體會到「我」在健康經營上的意境，如果不稍加提醒，我們所意識到的我，絕對是由意識心所主導的我，是頭部以上的思考所認識的我，我們多半忘了身體的六十兆細胞，也不會去考慮身上的兩百兆益菌，這些都屬於「我」的絕大部分，我們不知道應該為「他們」承擔，不知道「他們」就是「我」。

我生命中的諸多體會都來自於我父親，在他的身教中示範很多不變的哲理，有正面的，也有負面的。承擔是他生命的最重要元素，大家族生活預算的承擔，下一代所有成長教育的承擔，我看過的，還有他所投資與參與生意的承擔。也由於父親特殊的角色和位階，除了開處方與開車之外，生活中沒有太多親力親為的事情，通常是指令還有周圍的人對他的服務和服從。我很難置信承擔的負面教材會出現在我父親的故事中，不過這可是千真萬確的事實，針對照顧自己這檔事，他的承擔早已不存在。

健康的故事都必須具備類似的題材，那種積極主動的行為都得落實在自己的念頭和習慣中，別人幫你做好的不能算，仰賴別人照顧的部分不能算，包括出錢，也包括學習。每天都有人接送就是最好的例子，因為你永遠認不得路怎麼走；都是看著老師在黑板上解習題，還是不知道如何解題。就好比沒有吃過苦的人不會體會生命的真諦，沒有賺過錢的人不清楚賺錢的辛苦，看到芸芸眾生的吃相，我很自然就接上：沒有斷食經驗的人不知道健康的道理。在便利的慾望世界中，感覺辛苦的事情自然就被打入冷宮了。

如果荷包沒有管控，如果預算欠缺管理，如果消費少了紀律，我們在享受生意人提供便利的同時，錢包失血是很正常的結果。如果健康必須吃得對，如果健康需要耗費一點成本，如果健康必須提撥學習的預算，我所觀察到的現象是不存在，不會排除這麼重要的價值，只是暫時沒有安排時間和預算的準備，只是時間還未到，只是這是目前最不緊急的事情。所以健康比不上便利商店的飲料和零嘴，每天那杯香噴噴的拿鐵比起清除身上多餘的油脂，那重要得多了。

「有效的利他主義（Effective Altruism）」是近年的新興議題，其意義不在金錢，也不在金額，在做了沒有，在做了多少，在執行的計畫，在執行的紀律，在念頭上的利他，還是實際作為上的利他。「我們把錢花在哪裡」是很有意義的議題，錢花在自己身上，花在自己的用途上似乎無可厚非，如果同時又很同情極度貧窮的人家，實在不忍心看到不知道下一餐在何處的人家，我們都不是沒有錢，是用錯了地方，是買錯了東西。

談到「極度貧窮」，我也赫然發現，極度貧窮的還有我們自己體內的器官，因為吃，因為熟食，因為太多誘惑人的美食，因為飲食過量，因為身體必須消化，因為胰臟必須製造消化酵素，重點是我們大量花費在不健康的飲食，我們把錢用在茶毒自己的身體。體會到胰臟大量進入消化支援的生產線中，體會到身體長期處在資源分配的不平衡中，體會到內臟器官的大浩劫全都是因為我們太重視吃，所以不只是一般人意識到的「賺錢養醫生」，實際上還有前面的一段「花錢養疾病」。

放大看全人類的金流和物流，尤其是以美國為主的美式飲食文化所製造的肥胖世界，幾乎都在花錢生病和花錢治病之間來回，這當然是個不折不扣的惡性循環。這個問題不是無解，是不願意解，是不用心解，是不認真解，在一個總是用錢解決問題的世界中，可以解的習題，解成了死胡同。我們很願意利他，卻遲遲無法利他，因為光是利己的部分，花光了利他的預算，也磨光了利他的耐心。「有效的利他主義」針對的不是金錢，是動機，是態度，是決心，是計畫，在健康的大藍圖中，金錢當然不是最重要，可是花在哪裡就很重要了。

健康維言集

你對於貧富不均有想法嗎？
我深覺那是人類意識驅動下的必然現象。
貧富和文明脫離不了關係，乃人類意識效應的正常消長。
看到極富，也會看到極窮，
是因果，也是態度和習性的公平託付。
關於健康，我有一個視窗，是全人類普遍的貧窮。
概念貧窮，智慧貧窮，最重要的，是身體器官貧窮。
事實真相是：我們習慣的飲食方式讓身體處於極度貧窮。
所謂得不償失，意思是物質富裕所伴隨的身體貧窮。

懂健康絕對是一件利他的事情

《唯一重要的事》作者尼爾康納沃許（Neale Donald Walsch）：「求生存不是人的本性，包括宇宙中那些已進化到具有自性意識的有情生命亦然，因為對這些生命而言，神性才是他們的本性。」

必須先為「懂健康」下定義，而且是精準而毫不含糊的定義。懂健康不代表不用繼續學習，也不代表不再有進步空間，以我個人目前的心境，健康的層次不在專業知識的多寡，是內心深處實實在在的感受，是一種如假包換的自信。

如果不是如實的走過虛擬健康的過程，我的感受應該不致於如此精準，而且非常有把握的冠上自信的標籤。我把自己的生命歷程粗分成三個階段，都以健康當作分母，第一階段是醫療，從家庭、學業到婚姻的門當戶對；第二階段是生意，是充滿賺錢氛圍的健康訴求和銷售；最後抽離藥物和金錢，我終於在人類最真實與誠懇的眼神中，發覺健康的真相，是沒有任何添加物的真相。

學習無法完整詮釋從不健康到健康的路程，只有世尊所開示的「信解行證」四個字的明確順序，也是我自己所經歷過的心路歷程，從「見山是山」到「見山不是山」，不是懷疑，不是沒信心，是凡人都必須體驗的勵精圖治，知道為所不為，最後非常興奮的擁抱「見山還是山」。

從相信到確認道理，到親自執行，最後證實走在正確的道路上，我個人則跳過證實的階段，直接連結到信念，信念強化了相信、理論、行動，透過優勢循環打開全然的自信。看起來屬於一個人的行為，其實不然，前有老師的引導，旁有同伴的鼓勵，整體則是環境的薰陶，最後確信這是可以點亮社會的明燈。

在我生命中出現這一條看到真相的路，從我的出生背景到所有體悟在心中昇華，我感覺到有一種神奇的力量在引導，尤其當我知道這就是我無法卸下的使命時，確實有捨我其誰的激動。我的人生經歷金蟬脫殼，關鍵不是智慧，是衝動，是欠缺深思熟慮的選擇，身處必須依循軌道行走的空間，處處都是社會與長輩所設定好的制約，我卻是誤打誤撞的遠離。

對應的是一大群人被迫相信一小撮人的社會現象，有一群最優秀的人經過精挑細選，本意並沒有瑕疵，是最後這些人變成無所不能，最後這些人可以決定病人的生死，我則在這一系列的演出之前，看懂人類因此失去承擔力的警訊。沒錯，懂健康就是先懂承擔，在整體對健康融會貫通的過程，一直都有承擔力在中間穿針引線，就是「自己的事情自己擔」的清楚劇本。

這是造物所制定好的基調，健康是本自俱足的擁有，是身體可以自行運作的結果，這種認知存在著承擔與信任，屬於我們的腦部意識和身體意識之間相互依存的關係。我不敢說醫生的角色是失控的源頭，人類近一兩千年的歷史終究少不了醫生這種角色，可是原始的角色定位是支援，是危急的處置，發展到後來變成凌駕一切的權威，成為一種主控生命存廢的單位，健康必須存在利他的氛圍，健康存在絕對利他的需求也因此定調。

我從現象解讀，從社會面相釐清解決之道，知道光靠一個人的力量無法成就自己的健康，有鑑於汙染的嚴重程度，知識面和行為面都一樣，人類自掘沉淪的深淵，不團結合作形成不了力量。以我自己為例，所有現在所擁有的經驗和自信都來自於團隊的加持，是一群人形成一個不斷往前走的動能，是一個健康環境形成不能怠惰的力道，是團隊信念形成一股義無反顧的力量。

有兩種很關鍵的元素牽引著，其一是自律，我在《零疾病，真健康：不依賴醫生的80種方法》中所提的「健康是一門管理學」的概念，誘惑太多，環境太亂，我們需要有自我管理的能力，是可以鞭策自己進入執行的動力。其二是慈悲，這是我從人性最原始的本我去探索所獲致的心得，也是從為他人服務付出所體會的道理，是照妖鏡理論，也是萬花筒法則，我自己也在由慈悲心所聚集而成的正面磁場中，看到愈來愈多的健康而且充滿自信的面容。

本書所要表達的就是傳達紀律的方式，就是如何把健康的自律發揚光大的模式，一個人必須在自己的規律中經營健康的面，以團隊組織的觀點，一個人終究只是點，面的呈現是團體，則有賴團體的約束力和全面的執行力。懂健康必須是這些都面面俱到，而且必須經過時間的驗證，明白一點說，在此不易經營健康的時代，一群人共同維繫健康，相互依存，相互勉勵，才是我所謂懂健康的境界。

老師是我的角色之一，我是一個不喜歡給答案的老師，健康如果是一門學問，給了答案之後，就不再是答案，因為老師的答案和學生的答案不會一樣。這和雙胞胎是兩個不同靈性個體是一樣的道理，在此思考能力逐漸式微的時代，如果我們背負起社會教育的責任，我們必須確認接受教育的人有因此而提升，健康最難的地方就在提升過程中，當事人夠不夠用心。

組織學習大師彼得聖吉在他近年的作品《必要的革命》中，以「策略性小宇宙」描繪出我的健康圖象，「必須號召夠多有意願，而且有能力領導變革的人」，一個所有成員都只獨善其身的系統或組織不可能有遠景，放大看多數傳直銷組織最終崩解的結局，因為利他是手段，利己才是目的，失敗是必然的結果。「讓整個系統共聚一堂」是聖吉的主張，也是我在知行合一的健康中道上最清晰的藍圖。

我的生命故事充滿著太多因緣際會，即使已經先有羅盤，一路上還是有很多貴人的提醒和提攜，這是他們的利他故事，是他們把機會交到我的手上。我可以把這樣的良緣解讀成為傳承，我接了棒，依自己的收獲和感動的程度，繼續發揚光大。懂健康難道不應該是一件利他的事情？我還是借用聖吉大師在書中所引用的一句話：「是否每個人都看到自己在裡面？」

健康維言集

不健康的力量盛行，在蔓延、滲透之後盤據，如何不被恐怖的漩渦所吞噬，健康需要團結，需要利他心法，需要相互扶持，需要有人陪伴，需要形成社群，需要經營氣氛。

習慣才能治病（彩虹舒活營的故事）

《讓天賦自由》作者肯羅賓森（Ken Robinson）：「生命中的機會就像季節一樣反覆出現，根據我們從事的活動而變換。」

「舒活營的體驗讓我開啟生命密碼，了解人體的潛能，我之前也不相信超跑選手可以一口氣跑四十二公里而不覺得累，當你日積月累變成習慣，那真的是輕而易舉的事！」這是來自一位年紀剛剛過半百的輝哥的心聲，我後來索性稱他「最猛男」，一個人可以在一年之內把身體從肥胖練就到全身是肌肉，需要不同於一般人的態度和執行力。

要與不要之間的差異就在態度，我有幸能夠和這一群優質的同伴結緣，在台灣這塊幸福的土地上，成就一件被很多人認定是極度艱難的工作。我們藉由口碑認識新朋友，也經由活動看到人生百態，我們把為有緣人服務視為最重要事項，每年都有好幾百位朋友經由彩虹舒活營（以下都稱舒活營）的洗禮而體悟到健康的真諦。

每天早晨外出快走運動是輝哥的好習慣，他的內臟脂肪降低的幅度屬於我們經驗法則中的奇葩，他為人所不為，沒有別的解釋。

「我常在部落格或臉書看到一些朋友分享美食，甚至每天都是大餐還續攤，老實說，我真的是為他們祈福啊！……當時你認定的享受，不久後都變成了一種負擔、一種病變，腦袋與食道之間不過幾十公分的距離，如果能夠超越克服，還有什麼不能成就的事嗎？」這一段依然是輝哥的心聲，他當然夠用心，我的經驗法則，這就是和身體充分互動之後的真實感受。

來過舒活營的朋友，接著經歷過和身體對話的過程，這些朋友就是持續介紹親人朋友前來的典型範例，因為他們是懂舒活營的人，因為他們也是懂健康的人。舒活營傳達幾個非常重要的理念，首先是改變，其次是持續，兩種態度都掌握到之後，我們所謂「擁抱健康的自信」就不會太遙遠，只要用點心，要貼近自己的身體當然不會困難。實話是很多朋友做不到堅持，他們其實抵擋不住食物的誘惑，改變不掉不活動的習性，可是他們的箭頭卻是對準了提供幫助的人。

來自南部的明嬌參加過十次舒活營之後，說了一段令人感動的話：「我聽到老師說山要崩之前，一定是沙先下來，大的石頭一定是最後下來。我想我的身體應該是屬於這一種的，因為我經常吃大餐，又吃很多，所以應該知道，我們把自己的身體折騰成什麼樣子。」這位明嬌在參加淨化活動的前幾次都在觀賞別人的成果，老師的話和眼前的畫面轉成她的自信，謙卑的人具備反省力，她沒有計較得失，只知道一直往前走。

「因為飲食習慣是一家人牽連在一起的，所以這種環境必須要一家人一起參與，很感謝有這樣的因緣，一家人能夠在這裡聚會。」這是明嬌把很多位親人都帶到舒活營的心得，我們營隊的黃老師有一段很中肯的分享，他指出：「舒活營的特色是除了老的帶小的，同時還有很多小的帶老的。」簡單說明，就是小孩把父母親帶來，父母親也把小孩帶過來，介紹同事和鄰居的也不計其數，我也看到老師和學生一起參加的，當然最常見的介紹關係是朋友，是把好東西跟好朋友分享的本能。

舒活營的主軸是健康，內容是淨化，程序是肝膽腸淨化，文化是斷食和半日斷食，透過健康環境的營造，讓學員可以深刻感受到夥伴和團體的重要性。柯文哲醫師在他的書上有一段後記，和我的體會不謀而合，來自於他參加自行車環島的經驗，標題是「因為（有）朋友，所以一定行」，我摘錄其中一段：「人類是群居的動物，雖然是自己的腳在踩，但看到前面的隊友在前進，腳上不知為何就動力源源不絕。騎到都想下車癱倒了，從後面超車的隊友一聲加油聲，又重新有能量了。」

舒活營讓我體會到「戒律」和「紀律」並行的重要性，這就是團隊的重要性，也是環境因素不可或缺的道理。美食的誘惑就在我們周遭，毒素的囤積就在我們身上，不要忽略了，習性的干擾從來都不會間斷，每一位學員從決定要斷食開始，就進入和自己習性和惰性的拔河，順利把戒律和紀律都帶回家的學員，都清楚志工老師的每一句提醒都是金玉良言。

舒活營不是斷食營，而是啟動斷食好習慣的園地，我們闡述斷食的道理，分享斷食的經驗，把執行斷食的動機扎實的種在學員的心中。人除了是群居的動物，也是情境的動物，舒活營創造了一種讓我自己都深深感動的情境，我們讓沒有勇氣改變的人找到了勇氣，讓長期遠離健康的人觸摸到健康的美好。分享最近一位企業主王老闆參加舒活營的經驗，由於我們鼓勵學員擇日不如撞日，利用參加活動兩天禁食的動能，把斷食的初體驗延續到隔週，這位王老闆隔週有很多國外客戶來訪，隔天又逢自己公司的尾牙，他在第一天就陷入長考。

結果當然出乎我們預料之外，所有作息和應酬都依舊，只是沒有任何食物進入王老闆的身體。如果這樣的經驗算是成功，當事人的體會必須夠深刻，必須感受到身體無懈可擊的能力，所有記憶必須持續督促自己更加精進。我們把健康法門的點線面都勾勒得很完備，從肝膽淨化的點，到七日斷食的線，擴大到每日都執行半日斷食的面，意義就在每天都讓身體持續淨化，不讓身體多堆積廢物。

成效都在每一位學員的體會中，也在間隔三年後才來參加第二次舒活營的曉音姊的簡單幾句分享中，她說：「這一次回來最吸引我的地方，是這些團隊成員三年不見的改變，他們都更年輕，氣色都比三年前好得太多。」舒活營當然有值得自豪的地方，可是我們卻也非常重視彎腰的態度，我們還在持續學習中，還會繼續進步，還將把傳播善知識的心願不停的結緣下去。

健康維言集

我個人經營與傳播健康的經驗法則中，
最後遇到的不是健康書上所寫的任何資訊或知識，
而是你必須親自走過才能體會的「自信」。
走過和身體對話的道路，走過和口腹之慾交戰的道路，
走過見證身體自己清除垃圾的道路。

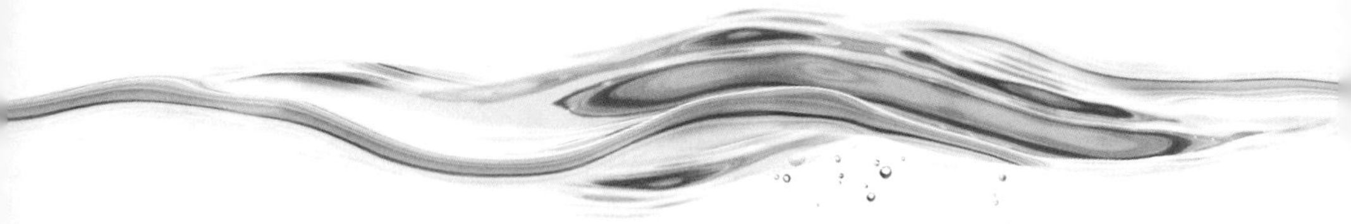

第三章

時間不是消耗，是創造

超級重要的事情是什麼？

《第八個習慣》作者史蒂芬柯維（Stephen R.Covey）：「許多人並不了解一個重要原則：人類天生就只能在同一時間，把精力放在做好一件事情上。」

我經常以十年為單位回顧自己的人生，和一群人探討以十年為一階段的人生價值觀，經常發覺異曲同工的驚嘆，每十年都會顯現全新的面貌。意思是，我們對於人生的觀點一直都在改變，生命持續在累積新的經驗和記憶，每十年更換視窗，有趣的是視窗理應在時光的演進中精進，結果是環境進化了，生活條件提升了，其實視窗沒有改變，是看到的畫面改變了。

很多人在退休之後開始認真思考人生真諦，幾十年的忙碌工作期間，沒有機會停下腳步思考的內容，終於在時間比較充裕之後，驚覺為誰辛苦為誰忙的矛盾。每個人時時在撰寫自己的人生劇本，劇情的主軸都是選擇，價值觀充分展現在每天的步伐中，在我所觀察的整體現象面，鮮少人很務實的把健康的元素放在細節中，確認自己失誤的那一刻，多半夾雜著悔恨與哀嚎。

類似的劇情不停在我面前上演，對著醫療膜拜的多數，同時都是無情摧殘自己生命的多數，就在我深入探討這種可悲社會面相多年之後，更驚覺事態的嚴重，因為我們這一代無知的程度普遍反應在下一代的健康上面，傷害自己可悲，殘害子女應該是可笑，甚至可恥。在每個家庭的餐桌上，在學子們的學校餐盒中，在媽媽關愛子女的眼神中，當然，也在一群人在餐館酒酣耳熱的熱鬧氣氛中。

所以我必須把重點先行提出，如果人生到了時間不夠的時候才悟到最重要的價值何在，那不是精采的人生；如果生命最重要的價值永遠沒有被確認，當事人很難在生命終了時有不虛此行的省思。到底生命最重要的事情是什麼，為何我又提出所謂「超級重要」的形容，舉一個最簡單的例子，就在油價調漲的前一晚，新聞媒體呼籲用油人儘快前往加油站加油，很多人做了這樣的事情，也不曾思考這種行為所代表的意義何在。

這種例子只是社會價值觀淪落的冰山一角，當你開著車停在排隊加油的行列中，你當然不會想到這件事情和生命超級重要事情的關係何在，因為我們幾乎都是把時間投資在微不足道事務的一員。前面提到媒體，說層次也好，說水準也好，這其實可以推演到整體教育體制的缺失，可是在功利掛帥的社會價值中，思想的大數是隨波逐流，決斷方向的多數是急功近利。務必想清楚，微不足道和超級重要是價值的兩大極端，問自己身處哪一端，是不是同時也是體弱多病的那一端？

一位癌症病患經朋友引介前來徵詢意見，其實當事人已經在化療的後期，在聽過我的看法和提醒後，他最疑惑的部分是確認家人不會贊同有別於醫療的嘗試，我理解，也從來不會介入病人的抉擇。類似毫無意義的溝通變成我工作的一部分，我不能阻擋這種尋找快速解決方案的案例，我也必須接受這終究是癌末病人念頭中超級重要的事情，企圖把癌症病患的視野放大，請他們審慎看到自己十年後的狀況，我豈不是強人所難？

超級重要的事情不是一種想法，不是一種觀點，而是一種有計畫性和紀律性的行動。是的，超級重要的事情必須轉成具體的行動，超級重要的事情必須置入每天的作息和計畫內，超級重要的事情如果只是念頭和想法，如果只是承諾和計畫，卻不見實際的執行面，超級重要的事情就等同於超級不重要的事情。以健康的價值認同而言，有九成以上的超級重要認同度，卻只有一成以下的確實執行度，也就是在日常生活的時間安排中，健康的價值被嚴重忽視和擱置。

我想提醒讀者一件很重要的事情，今天社會價值觀針對健康早已離經叛道，很多想法其實是別人的想法，很多學說也是別人的想法，甚至於有很多堅持也都來自於別人的想法，因為別人希望我們這麼想。教育可以輕易完成這種企圖，行銷也是一種很有效率的方式，再舉癌症的例子，先是有一個人堅持必須要化療，接著有一群人堅持要化療，前者是醫生，後者是病患的家屬，只有生病的人拿不定主意，最後病患在「盛情難卻」下同意接受化療，我不需要去預言故事的結果。

這一群堅持必須化療的人結果沒有任何人承受治療過程實質的痛苦，也沒有人在病患向病魔屈服那一刻一起承擔生命的結束，我們通常也看不到這種劇情很遙遠端的另外一面，就是製藥公司的獲利，好像是戰爭的後勤方，好像是和事情無關的一方，可是事實不然。所以「你的想法不是你的想法」是我很清晰的一種看法，的確，賺錢是不少人生命中超級重要的事情，有一種非常另類的「死亡產業」潛伏在我們生活周遭，不是殯葬業，我們就稱它「癌症產業」，對我們來說，那絕對不會是超級重要的方向，可是事實上，就是，是我們把真正超級重要的事情丟在一旁，取捨之間，空間被佔據掉了。

關於健康，如果你問我超級重要的細節何在，我會說：先把身體內囤積多年的廢棄物丟掉，在過程中，執行者會感應到身體的智慧，對大自然的大智慧了然於心。還未進入行動點的，恐怕永遠無法理解超級重要的事情，到底是什麼道理。

健康維言集

「你的想法不是你的想法」，說明白點，很多我們的想法其實是他人的決定，是人類控制人類的一種伎倆，是人類為了滿足自己而編造的假象，很多學者專家的話被奉為圭臬，卻是完全不堪一擊的空牆。

今天的我們就好像被植入各式晶片的寵物，主人希望我們聽話，主人希望我們任他擺佈，在白色巨塔的威嚇下，我們手持連續處方箋，對於給我們方便的處方之手感激涕零，殊不知自己早已被植入隱形晶片，吃藥的需求是被創造出來的，一輩子吃藥是製藥方最為成功的重複消費行銷手法。

時間是最重要的分母

《活在當下》作者芭芭拉迪安吉莉斯（Barbra De Angelis）：「當你為使命工作，真實剎那便會降臨」。

就凡俗的觀點，空間和時間屬於完全不同的概念，即便有「以時間換取空間」這樣的慣用語，兩者無法替換是你我很清楚的認知。時間不夠用的情節經常性的在生命中上演，考前和報稅前的時間壓力，業績截止之前的倉皇失措，每天都擁有相同的時間，每個人的每一天都一樣可以擁抱二十四小時，這麼通俗的話題卻是我觀察和思考健康問題不可遺漏的要項。

在每日作息中，健康的樑柱一一被我們錯誤的飲食和觀念拆解，幾乎，適用於每一個人，不是吃得多就是睡得晚，不是壓力大就是承擔少，不是忙賺錢就是忙感情，以二十年的時間粗估，身體可以被摧毀了大半。終於輪到面對主治大夫那一幕，類似的劇情每天都在上演，而且是數千數萬個不同版本在推出，當事人心中有一個想法，可以說是期許，多少存在要求的指令，他們希望身體可以康復，而且在一週之內。

嚴格說，這是醫生所面對的考題，來自於病人心中最深刻的期盼，很嚴苛的事實是：醫生只被賦予七天的時間。可能，這只是一個小小的流行性感冒，一週之內康復不是什麼艱難的任務，或許身體本來就具備在一週之內把病毒殲滅的實力。當我們認真檢視二十年的吞噬和忽視，通常小感冒背後還存在更為巨大的難關，如果有一顆腫瘤橫豎都躺在那，就在身體的某處，而且沒有意外，七天的預期依然沒有改變。二十年的時間換來門診空間內簡短的溝通，沒有七天的明示，卻有七天內執行任務完畢的默契，推進手術室割除成了最大的公約數。

如果真是二十年，那是七千多天的日子，七千天和七天相呼應，我們到底看到了些什麼？是力挽狂瀾的寫照，還是力爭上游的情節？或者，索性換一個角度，竟然看到的是覆水難收的窘境，還是江河日下的結局？不，我的建議還是把鏡頭再拉大，用放大鏡去檢視七千多天的行徑，是什麼樣的因素導致多數人願意如此糟蹋自己的生命？七千天的堆積要如何在七日之內移除，除非找到一個無底洞，可以盡情的傾倒，或者是直接用一把火將之燒光，在火葬場的現場，除了回歸自然的訊息外，或者還存在一筆勾銷的意圖呢！

如果錯誤在時間的流逝中逐漸擴大，逆轉錯誤也得經過對等的時間，至少不能指望在魔法中快速變身，這是我經常思考的問題，我們是可以期望縮短修補的時間，但是點一把火的方式是不負責任的。至於透過對錯來驗證的方式，嚴格說，我個人也不是很贊同，畢竟錯的事情通常也都存在對的內容，對的行為也多少夾帶著錯的元素，由於對的認定往往需要錯的襯托，認錯經常有其存在的必要性。

飲食是人們在日常生活中所犯的最無法忽視的錯誤，如果只從大方向來論定對錯，包括生食與熟食，也包括吃葷與吃素。大方向探討不是對立，不是取捨，不是一翻兩瞪眼的勢不兩立。生食的優勢在食物中的天然酵素，在食材的新鮮與生命力，在食用之後身體沒有消化的沉重負擔，這個方向確認後，就沒有食物屬性和體質的問題，認同之後也才有熟食比例的拿捏和縮減，也才有減輕身體消化負擔的體認。吃素與吃葷的道理一致，從身體的實際需求論述，從身體的實質感受體驗，大方向裁定了對與錯的分野，我們都必須在實際體驗中呼應大自然的創意。

對與錯兩造在大方向的明確路線中站好位置，最關鍵的角色是時間，從每個結果往前推論，關鍵因子是事件所呈現的最大分母，除了時間，你我都無法置入任何其他的元素。如果我七十歲，你三十歲，我們還有多少時間可以用？這個問題不僅沒有標準答案，也不會有相對的多和少，兩個年齡相差40歲的人當然身體各種條件都不能相提並論。假設他們的體能條件相當，同時腸道的年齡也相當，假設都是五十歲，代表兩個人的生活態度和飲食習慣有著截然的不同，假如念頭不改變，習慣也不改變，十年之後可能見真章，或者二十年之後地球上少了其中一位，還不一定是年紀大的那一位。

我在前一本書中提出所謂「健康週計畫」的概念，整體說明，就是以週為單位，確定身體內沒有因為多吃而堆積，如果必須有吃美食的本錢，那就必須確認同時有執行淨化的決心。這絕非一種硬梆梆的行動方案，而是透過自我的覺知去清除身體多餘廢物的態度，在多吃與少吃之間要取得平衡，在大吃與不吃之間也得出現意志力的權衡。這裡又出現七天的要求，這個數字有其相對重要的地位，相較於十四天或是二十一天，一週存在其不容許姑息的關卡，如果你有自信確定這一週沒有多餘的儲存，你為什麼不做？

健康是不是人性議題，就在「健康週計畫」的探討中，可以很清楚的發覺人性著痕之處，會不會姑息自己，一週絕對是很有效率的門檻，只要拖過一個星期，墮落的人性面也就取得了先機，自己欺騙自己的劇情肯定成為自己最中意的拖戲。我把健康描繪成每天執行「能量取代熱量」的定期定額計畫，時間在所有結局不美好的劇本中，都是被當事人棄之如敝屣的東西，反正還早，反正時間還夠，反正還年輕，反正還沒有任何不對勁的症候。我總希望在「不見棺材不掉淚」的最終落幕之前，多多撰寫一些沒有悲痛的劇本，多多喚醒一些還有意識的良知，也多多結交一些願意正向經營健康人生的朋友。

健康雋言集

如果有一種產品可以讓你健康，
而且你深信健康就是靠這個產品，
那是因為你聚焦在減重和身上特定的症候，
這是人所創造出來的迷宮現象。
遲早都得明瞭，這根本就不是健康。
你沒有更進一步探究健康的意願，因為想省麻煩，想速成。
我們在為身體囤積病痛地基的過程，有一個關鍵因素，是時間。
千萬別忽略，找回健康也得經過時間的考驗。
速成是假的，有效是短暫的。
學習尊重因果法則，學習遵循自然法則，
真正獲得肯定在辛苦之後。

視而不見的傳承

《還在學》作者金惟純：「答案也許出人意料的簡單：我們是看上一代吃苦長大的，下一代是看我們享福長大的。」

我有一次站在台北車站大廳，被一個畫面吸引住，是一群人排隊買鐵路便當的畫面。或許我也應當去湊個熱鬧，買個懷舊便當來品嚐，可是那是我從內心價值去規範自己飲食方向後的事情，我不再特別中意那種中間擺一大塊肉的餐點，我深知那不是我身體特別需要的食物。

我們的環境中充滿著各種主流文化，便當文化也是其中之一，我們不會特別留意到這樣的主流思想，因為吃太重要了，因為好吃太重要了，因為便當中必須有主食太重要了。我不知道自己沉溺在這樣的認知中有多久，或許是從來台北就讀大學之後，生活中少不了購買便當這檔事，曾經只在雞腿和排骨兩種選項中，我荒廢了很長很長的成長道路。

必須聲明，我並非主張把這種文化殺掉，把這種食物完全隔絕在我的視線之外，只是提醒大家深度去認識我們經常吃進去身體的東西。確立一種價值之後，很可能就消滅另外一種價值，我把「超級重要的事情」擺在前菜，完全理解生命中選項的順序不當所造成的後果，所以這種便當文化和健康無法並存，這是我非常清楚的看見。

主流便當文化存在兩個要素，一是肉，另一是飽，這是一般人買便當的期望值，打開便當的瞬間，分數已經打完，能不能吃飽成為很關鍵的指標。還有另外兩個隱藏的重要文化，暫時把茹素或吃葷的議題移開，吃飽文化在民間早已根深蒂固，是摧毀健康很沉重的包袱；可是我們不該忘記打包文化，就是把已經沒有酵素的食物帶回家冰存，再拿出來加熱的飲食文化。

便當文化就是打包文化，直接專注在打包吃不完的食物，這裡有節約或節省的美德烘托著，有時候偶爾夾帶著佔便宜的心態。不管念頭來自於省還是貪，食物被帶回去是事實，把不適合人體食用的東西保存下來是事實，一切動機面與行為表現面都和健康無關，除了補充營養多少迎合健康的結構。吃在我們生活中舉足輕重，不管是吃得飽還是吃得好，不管是吃得省還是吃得精，時間把這些價值和文化直接拉到身體提出抗議那一刻。

我們很清楚結果，對於原因卻視而不見，這居然是人類最擅長的絕活，專注在目的而不是動機，只要結果而可以不在乎手段。就在我有機會領悟生命的價值與意義後，很詳實的回顧自己生命的過程，同時一起探索環境中所存在的重要價值，才驚覺社會上竟然充斥著自私與功利的文化，在獲利與成功目標的招攬下，淹沒了其餘應該存在的東西，譬如站在掏腰包買東西的消費者立場，譬如生病的人有沒有權利知道自己的選項，有沒有權利自己做決定。

環境功利，我們很難不功利；父母親短視，我們當然也短視；所有社會上的商業模式都在操短線，我們寄人籬下的也都耳濡目染，人人談的都是如何快速獲利，每個人腦中跑的都是在最短的時間之內成功的畫面。我的生長環境賦予我透過分數擊敗別人的價值，長輩也把有沒有賺大錢視為人生是否成就的不二指標，我曾經期許自己賺大錢，卻是落到花大錢的田地，原來這一切的考驗都只是要我走到今天的全然覺悟，在闡述健康的領域中，同時勾勒生命的真實意義。

話題的軸心在視而不見，最容易理解的態度就是睜一眼閉一眼，這樣的行為是充滿意圖的，除了蓄意磨練對方，我所觀察到的都是被利益綁架的故事。如果你曾經聽過不讓自己家人吃藥的醫生，去想想這位醫生的行為準則，他做了保護家人的動作，因為藥物傷身，因為吃藥沒有多大意義，可是他卻沒有停止開立處方給病人。並非開藥給病患吃有多大的罪責，是一般民眾比較不容易看到的另外一種動機，因為工作，因為要求，因為責任額，因為利益輸送中的必要回饋。

自己人和別人，家人和外人，愛的人和不愛的人，不到神的境界，我們都沒有能力拿掉分別心，就是有你和他，就是有客氣和不客氣的對象。因為自己有好處而刻意傷害了他人，在食品中添加傷害身體的東西，這些生意人的眼界肯定分為自己人和別人，可是有沒有想過，我們視而不見的對象有可能是自己的兒女呢？我在自己的部落格曾經寫過一篇標題「毒害」的文章，看到的是我們這一代的價值錯亂，餵自己上一代吃藥，要求自己下一代吃飽，不同的行為和對象，相同的結果。

那是媽媽很喜悅看著兒子吃宵夜的畫面，這個畫面在我家，兒子下班時間晚，工作忙碌過程經常沒時間吃，我們都能理解那種回家再解決這一餐的念頭，媽媽就是配合完成心願的「幫倒忙的人」。深知身體的邏輯，知道睡前那一飽餐的可怕效應，如果身體必須在熟睡的時候經營消化，原始應該要啟動的軟體就被迫停擺，變成囤積毒素的夜晚，轉成逆轉健康的路徑。我在必須提醒老人家吃慢性病藥物的信念中，一樣看到為自己親人下毒的無知眼神。

對著下一代省思和懺悔是我撰寫本書很重要的動機之一，視而不見是可以持續傳承下去的，離譜的行徑是有機會形成正常習性的一部分，我們可以不知上進，可以短視自私，可是一旦承受的不只是我們自己，連下一代都得連坐，連下一代的生存命脈都已經被我們摧毀殆盡，在談承擔之前，我們得先清楚看到自己的缺失吧！行為檢視為健康議題很重要的一塊，行動體驗乃健康認知最重要的環節，不知道錯誤也罷，如果有人苦口婆心呼籲提醒，不相信和不理會是你一貫的回應，我除了引導你看到子子孫孫承受病痛與災變的畫面，真的別無他法了。

健康維言集

當媽媽關心上輔導課或是加班晚回家的兒女肚子餓不餓時，一個全然愛心出發的美好畫面，很可能演變成為毒害自己子女的片刻。我們長期都誤以為「不能餓」乃重要價值，其實「不能飽」才應該是最應該強化的觀念，適度的飢餓以及適度的飲食方為保健養生之道。

愈快愈好和以後再說

《QBQ！問題背後的問題》作者約翰米勒（John Miller）：「我們要將自己知道該做什麼，轉化成去做我們知道的事，知行合一的時候，才是真正的學習。換句話說，學習等於改變。」

如果你有房子，需要透過抵押週轉現金，你就一定有接觸房貸專員的經驗。我個人有一次經驗，銀行經理在晚上十一點抵達我家，只因為我當天十點半才回到家，重點是對方沒有拖到隔天再談的空間（其實是時間）。記得那是接近月底的時候，銀行經理非常誠實的表明有業績壓力，他必須在當晚取得我的簽字同意，我能理解，時間在人生的某種情境下，就是會出現這種很難用言語形容的窘迫，有時候變成一種空間的壓力。

情勢被人所創造，真假不容易辨識，在我的人生經驗中，「愈快愈好」不存在太多的真實性，加進了權威，也添加了慾念，最後都是遊戲規則中的人為規矩。有經驗的業務員不讓客戶有太多思考的時間，有實力的銷售人員留給客戶最多的思考機會，可是在現實生活中，促成交易的很有可能多半是「愈快愈好」的個案。唯恐夜長夢多是客戶心態，一旦商品是事業機會，譬如說直傳銷，「快速獲利」可能是主要訴求，「快速成功」也可能是最大賣點，產生興趣的人也希望快速投入。

你是否曾經在出門之前磨咕了半天，然後開車在路上一路狂奔的經驗？「快」是怎樣的概念，打一通電話訂購披薩就知，最後是當自己身體不適的時候，心中對主治大夫所發出的指令。我從小就生長在吃藥打針的環境，那是父親的診所，在我們住家的一樓，說穿了八成以上都是感冒發燒的病患，依照我目前的健康法則，那幾乎都是不需要找醫生的狀況，可是所有病患幾乎都是在他們可以掌握的第一時間抵達診所。趕快去看醫生之後，希望快快康復，有充分感冒經驗的人都知道，有沒有醫師處方，結果都是一週上下的戰鬥，這是身體免疫系統和病毒之間的必然攻防。

我個人已經十年以上沒有感冒的經驗，沒有人懷疑我的說法，可是都會很好奇是怎麼達成的，而我的方法是心法多於執行辦法，心法的大原則是紀律，執行方法則是給腸道益菌最大的空間和妥協。在我的人生藍圖中，早已把「愈快愈好」抽離，所有的策略都稀釋到每日的作息中，年是月的累積，月是日的集合，我倡導健康週計畫，嚴格執行以週為單位的「能量大於熱量」方案，務必在一週之內平衡可能出現的一至兩天的熱量承載。所以關鍵在日，如果「沒辦法不是辦法」在一天中失效，必須嚴厲要求自己扳回來。

「快」有其抽象的存在，我反對「愈快愈好」，卻堅持必須「馬上開始」，如果事情有其重要性，卻感受不到其迫切性，就是必須馬上執行的功課。在我學習並分享七日斷食的過程中，不時會碰到「為何是七天」的疑問，因為屬於執行方案，所以會需要標的，必須訂出目標，一週已經容許身體做出必要的良性回應，週是非常理想的計畫單位。針對連七天都無法承受的朋友，根據健康心理學家凱莉麥高尼格（Kelly McGonigal）的解釋，是大腦的獎勵系統無法回應未來的報酬，習慣將不好的決定合理化，告訴自己下次會做得更好。

這種人最擅長的回應就是「以後再說」，他們沒有勇氣去想像七天沒有進食是哪種情境，他們也不願意理解身體經過階段性淨化後可以感受到的美好和通暢。我見證過癌末病人渴望生命的眼神，他們可能連七十天都沒有把握，至於兩年的七百天，或是二十年的七千天，卻是在不願意承受七天淨化的人心中，非常明確的未來。「再說」不是方案，也完全沒有績效，在多數進化到最高等生物的人類腦中，折服於眼前的誘惑卻是當務之急，不再具備長程規畫能力居然是最高等動物無法承受的重，或許此時對重症的猖獗和地球的危機出現了連結，見怪也不怪可以是你我很有默契的共識。

場景拉回到正在速食店享受美食的每一個愉悅的表情，我當然不願意掃他們的興致，也不應該用對錯來裁定吃速食的行為，重點是如果你是身材已經明顯失控的人，這樣吃妥當嗎？「麥胖報告（Super Size Me）」就是一則很有說服力的實驗結論，這是一位年輕導演連續三十天食用麥當勞的真實紀錄，其實過程還不到一個月，他已經沒有辦法承受，可是為了計畫的落實，他撐到整個計畫做完。結果體重足足增加了二十四磅，也就是接近十一公斤，我們可以不去推斷他身體內所囤積的是什麼東西，他整個月不曾離開這些高脂肪高熱量的食物。

不一定是味道，不一定是效率，這樣的飲食文化留下了美好的情緒印象，不論這種註記來自於企業文化或廣告行銷，還是我們就是喜歡那種空間和味道的特殊組合，不應該否認的是和身體結合所引發的負面效應。在這個便利和效率至上的環境中，快速果然是凌駕一切的價值，我前面舉了七天、七十天、七百天和七千天的例子，除非換了個空間，否則時間在你我身上的變動速率一致，它快不得，我們轉而要求事情快，結果加快的是身體的敗亡，還有環境的毀滅和生物的集體滅亡。

我一直思考「愈快愈好」和「以後再說」，這兩者是如何共同存在一個人的價值體系中的？生病的時候愈快愈好，保養的事情以後再說，這些人平日是怎麼運用時間的？他們又是如何安排生命中的重要價值？如果生命中一定得把「愈快愈好」安置在某個合宜的空間，那就交給「改變」，只有改變存在愈快愈好的需求；至於該如何安排「以後再說」，想了又想，我還是只能想到：那就以後再說吧。

健康維言集

如果你指望透過特定產品得到健康，那健康將永遠遙不可及，當然，如果你期望醫生協助你經營健康，那叫癡人作夢。

憑什麼迎接老年社會的到來

《曠野的聲音》作者瑪洛摩根（Marlo Morgan）：「我們西方社會充滿健忘、癡呆、任性、胡塗的老人，在這兒的荒野中，人愈老卻愈有智慧，他們的意見在任何場合都備受重視。」

內人從十多年前投入居家照服的社服工作，我也長期在第一線宣導保健養生，遠離了功利的氛圍，思考中少了銅臭味，對於生命來說，是一種洗滌。我感覺生命有一種很無形的引導力，能夠接觸到良善的磁場是很大的福報，相較於在唯利是圖的空間拓展領域的人。

因為工作的關係，我近距離接觸到眾多老人和病人，曾經意識到，這是我的功課，這是我邁向志業的路上必須修的學分，病人氾濫不稀奇，老人世界的畫面讓我很有警覺。我父親臨終前幾個月，我更是對於照顧老人有了最深刻的告白，那種提心吊膽的陪同，那種無明恐懼的憂心，還有對生命的真諦出現最迫切的省思。

我屬於戰後嬰兒潮的中間份子，事實呈現在眼前，我們即將向老年叩關，頭禿了，頭髮白了、少了，一不小心，所有老態都在別人的觀瞻中。資料顯示，十年之後，每五個人就有一位老人，不瞞你說，我看到的除了照服的市場需求、除了醫院就診老人的擁塞畫面外，即將出現過往不曾浮上檯面的「棄養潮」。

「棄養」是令人不歡喜的行為，不孝順的態度總是讓人看了不喜悅，可是如果這是必然發展的趨勢，我們確實有必要為此現象做出正面而且善意的解讀。必須先借吳念真導演的這一段話，他說：「平心而論，我們這一代應該向下一個世代謝罪、道歉，因為我們在經濟發展的過程中，把下一代的資源在這一代全部掠奪光。」這同時也是我所清楚見證的事實真相，我們把下一代的所有能力和資源都剝奪光了，連享受健康的福分也不存在了，我們要他們拿什麼來照顧我們？

我知道這種論點會引來不少爭議，爭議之處也正是我們這一代最需要誠實面對的邏輯缺失，或者說責任。我們經歷了經濟的快速成長和科技的高度翻新，不應該否認，在某個時段的某個角落，我們不由自主的沾染了功利的成分，在速成與便利的全新價值中，下一代同時享受了所有的便捷和富饒，犧牲掉的正是他們最需要慢慢雕琢的內涵和實力。

順便談一種很有趣的現象，極富和極窮兩大極端不是被安排或安置，是時代洪流的產物，我們在製造富裕的同時，也創造了絕對的貧窮。有趣的事實是兩個極端都在承受病痛，原來生病和有沒有錢沒有關係，是念頭偏差讓我們生病，是情緒管理不當讓我們生病，沒東西吃會生病，吃太多東西也會生病。針對我們對下一代的虧欠，嚴格說，富裕所應當負起的責任要比貧窮來得重，還是我前面所主張的，因為便利而擱置了承擔。

話題能夠繞回來承擔，這正是我的本意，要探討老年人的健康，的確沒有比承擔還要重要的元素了。承擔是志氣，承擔是一種念頭，身體在配合我們的意念上真是不遺餘力，我知道身體隨時都在接收我們頭腦的指令，願意為它負起責任時，身體絕對暢快的回應，反之，逃避或是懦弱的念頭都讓身體失去了本有的承擔力。我們可以不需要別人攙扶的，我們可以不需要臥病在床的，我們可以永遠遠離輪椅的，我們可以終身不仰賴任何一位看護的，老年人是必須要自行照顧自己的。

老年的形象和印象就從此刻開始顛覆，先不管該怎麼達到那樣的境界，先看到完全獨立自主的健康畫面，自己活動，自己搭車，自己走路，自己吃飯，當然身旁有家人和同伴，當然不乏豐富的人際關係。以我個人為例，如果必須為老年做好準備，我每天保持高昂的思考與創作力，我每天都會要求自己走路，我會讓每天都有充足的睡眠，我會吃得少，而且隨時讓身體保持在高能量與高代謝率的狀態，這是由信念所產生的行為和結果，這是取決於個人意念的關鍵選擇。

針對我的信念，我有悲觀的一面，因為大環境已然定型，我沒有本事變動人類世界病懨懨的老化態勢，總是會有高比例的老人走進安養中心，總是有很多人甘願走進醫生的門診中心，總是有人會發現自己突然沒了記憶和判斷力，總是會有人突然在心臟一陣劇痛之後半身不遂。我總是知道，健康這件事沒有下賭注的本錢，因為身體內的世界不在我們的視線範圍之內，不像在高速公路飆車，我們還有機會握緊方向盤，看清楚前後和兩旁的視野。

高速路的暢通其實就是身體維持高能量的一種比擬，除了血管和淋巴要通，肝膽和腸道要通，筋絡和氣脈要通，就連思路也得暢通。我把健康整合成三大要項，第一是能量，我一向以酵益來詮釋，泛指身體內本來就存在的酵素和益菌，這一部分屬於飲食的功課；第二是紀律，這是本書最重視的部分，也是時下環境最為欠缺的因素，少了秩序，少了管理，少了群策群力的鞭策力道，這同時是中老年人最需要的外部因素；第三才是持續力，有些東西不能用完即丟，有些好習慣必須維持一輩子，年紀大了之後，更得把持住年輕時的戰鬥力。

我是否描繪了一個不容易達到的境界，我是否創造出一個高標準的老人門檻，關鍵在你願意動起來，還是寧可選擇懶惰；關鍵在你是否願意嚴厲要求自己，還是習慣姑息自己；關鍵在你是習慣被動，還是願意採取主動。我所描繪的世界需要很多人一起來努力，需要很多健康種子一起來播種，以社會現況衡量，以現今的實況評估，我們絕對沒有應付高密度老人時代來臨的實力，如果大家依然喜歡吃藥和吃飽，如果大家依然崇尚醫療和照服。

或許是政府多出點力的時候了，或許是多一些醫療人員對健康覺知的時候了。

健康維言集

你覺得你將可以活到幾歲呢？
而你又希望自己可以活幾歲呢？
你知道兩者中間的落差是什麼嗎？
就是你的生命態度，
就是你很認真看待自己生命的學習力和行動力。

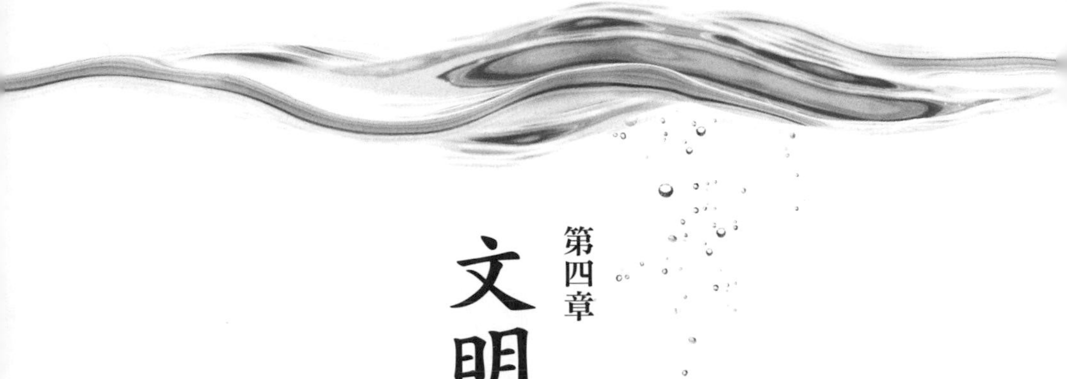

第四章 文明不是發達，是墮落

癌症簽證和下一代的壽命

《健康與回春之祕》作者安德烈莫瑞茲（Andreas Moritz）：「對生命不開心或不滿意，也許是你所遭遇的最嚴重的壓力形成，事實上，它是許多疾病，包括癌症的一個主要危險因素。」

我熱衷觀察現象，我相信統計數字有其可靠的參考價值，分母愈大，愈有其指標性意義。每一個數字背後都有說不完的精采故事，在健康議題的背後，總是無情的人性面在攪和，在健康大數的背後經常是令人心酸的悲劇，「警惕」是我比較合宜的感受。每當我進入類似議題的情緒中，我不禁要為普羅大眾的認知捏把冷汗，我必須說，「狀況外」是一種很嚴重的不良習性。

「就活著，就病了，就治療吧，可是怎麼就好不了呢？」四句話很精準的形容我對文明眾生的觀察，了解緣由不是腦袋應該要做的事，追根究底也非能力所能及，反正有比我懂的專家可以諮詢，反正社會中安排了一種專門解決這些疑難雜症的專業人士。這是一種讓基因和環境共同決定命運的現象，生命被安排了，機會被設定了，好像是遊樂區的滑水坡道，有一條架構好的運行軌道，還有一個絕對明確的目標聲響：噗通！

如果健康是生命的全部，人生就好比迷宮，關鍵的出口也許就在身旁，可是沒有把握，只好任由運氣引導，經常有一聲巨響讓我們驚覺自己的處境，竟然是自己所發出的聲響，是驚嚇，是不願意相信自己是這麼的「悲情」，比較通俗的說法是「倒楣」。我所描寫的就是千篇一律的不健康劇本，寧可讓口腹之慾掌管自己的生命，寧可聽從嘴巴意識和大腦意識，而不願意給身體意識多一些表達意見的機會。

我所深刻體會的真相最後落在現代人的情緒壓力和負面意識上，身體在生理面處於嚴重失衡的局面，毒素和毒垢囤積在內臟與管道空間，自由基和壓力荷爾蒙加速了不利於健康的組織聚集，在完全無意識的情況下，縱容癌症腫瘤的形成。結果是國內一個不可思議的統計數字，五分四十八秒，這個官方資料已經不是太稀奇的數字，我很嚴厲的把秒數拿掉，十萬又五千多人是每年的台灣罹癌人數，說成十萬人是一個可以被接受的客觀數字。

以前聽過所謂的台灣癌症公路，針對的是水質的汙染，強調的是毒素的堆積，台灣中南部一些鄉鎮有處於下游而遭受汙染的實況，可是都市的罹癌率並沒有因而減少，壓力因素做出了補強，也平衡了城市和鄉村的觀念落差。所以十萬人客觀呈現在全國的每一個角落，可觀的人數是資訊的重點，想想看十萬人列隊是哪一種景觀，看過遊樂區的排隊人潮，看過百貨公司周年慶的排隊盛況，也看過免費領便當的爭先恐後狀，就是沒有看過不落人後搶著要生病的，我們談的不是小感冒，而是非常有機會要人命的重大惡疾。

就台灣的人口數來說，這幾乎就是兩百分之一的機率，每年一波，平均每兩百人挑選一人，你以為自己被點到的機率有多高？我的看法跳過了機率和運氣，把結果交給了態度和觀念，沒有模糊的空間，也沒有鴕鳥的機會，沒有想法和做法的人都等著被徵召。可以再提供另外一個令人不寒而慄的數字和觀點，那是關於我們下一代壽命的客觀提示，來自於全球的良知學者，來自於對現象和趨勢審慎評量的科學界人士，也來自於年輕英國廚師傑米奧利佛（Jamie Oliver）的誠摯呼籲：我們下一代的壽命比我們足足減少了十年。

我的年齡正好見證了美國速食產業在台灣的完整三十年，這是機運，也是磨練我的機會，就在他們登陸台灣的第一年，我有了屬於自己的小孩。速食業的廣告攻勢進駐了生命，我們都曾經是沒有任何想法的家長，小孩的需求就是最重要的價值，不是我們帶著小朋友走進速食店，是小朋友帶著我們大人喜愛上這種快速解決一餐的美式文化。在孩子內心深處打下的根基是這個現象的重大效應，這是喜好，也是習慣，是心中的主流思想，十年的長期績效已經夠可怕，何況是三十年，而我則完整見證了兒子在美式飲食文化的教育下長大。

我在本書的前段談了承擔和健康之間的關係，也深入探討時間所可能累積的可觀效應，這兩大元素和速食產業的衝擊有著深遠的關聯，兩者都很無形，可是都在下一代身上留下無法沫滅的痕跡。富裕創造便利，快速也製造便利的印象，我很清楚，便利大大削弱了承擔力，一旦這是人格特質的一部分，一旦時間強化了不易更動的人格因子，造就了目前我們所看到的社會面相。我把健康連結到承擔，兩者之間存在相互依存的關聯，飲食習性的確造成我們子女們的健康危機，承擔力未曾扎根則是不容置喙的鋼鐵事實。

小胖子多了，癌症年輕化了，連結到競爭力的議題，擴大到未來的國力議題，該檢討的面相很多，這中間最應該被提出的不就是我們這一代的責任問題？就我個人的成長背景和所學專業，學理和應用簡直就是兩個不同的世界，或者應該說，認知和習性完全是不一樣的光景。專業人士可以當生活白癡，可是修過醫學基礎學分的我，如果應該擁有任何經營健康的企圖，就我的個案，就我自己教養下一代的經驗法則，中間出現了大斷層，曾經隨波逐流的走在眾生的迷宮中。

我不能原諒眼前的生態，我不容許你繼續姑息自己的迷失，所以我當然大大聲討自己過往的無知，我反省，我懺悔，扛起宣導健康的志業，我深知自己已經責無旁貸。關於健康，有太多你我都必須關注的話題，我們都必須先忘掉生意，擱置商品，好好從心理層面和認知方面去檢討自己的失職。兒童醫院裡有癌症病房，小兒科門診出現幼兒癌症案例的機率提高，然後是青壯年的癌症罹患率持續攀高，在不知道從何處置之前，至少得先醒過來吧？

健康維言集

親人罹患癌症，把責任歸咎不肖廠商，有沒有道理？有，可是只能佔極小極小的成分。

癌症，是身體的吶喊，是身體必須因應的處置。說明白點，是身體的一種承擔，病人與家屬都要學習的承擔。

康復是一條希望道路，希望道路是自己走的，沒有承擔是走不進去的。

意思是，當你知道必須自己負責時，你才有康復的機會。

在怪罪他人的氣場中，處處是病人，人人都是病魔。

別人再不該，做選擇的是自己，生活習性不佳的是自己。

數字背後的數字，問題背後的問題

《生命的關鍵決定》作者彼得尤伯（Peter A. Ubel）：「醫生只要不斷丟出數字，就足以讓病人的心情變糟，失去做決定時該有的判斷能力。」

食安問題嚴重，新聞媒體非常專注的深入探討各種市面上的食品，同一天，每一家新聞台都在討論優酪乳，某一位營養師的發言成為記者複誦的重點，內容不是我闡述的要點，是記者用某位學者專家的話作為結論，提醒觀眾該怎麼吃，或不該怎麼吃。我所觀察到的數字是「一」，是一個人的意見，是一個人的一句話代表一則新聞，我看到一種懶惰的速成媒體型態，除了不落人後的新聞一大抄外，製作新聞的不長進，看新聞的也變得不長進。

我們不是常常讓某一個人的觀點決定了疾病處置的方向，一個人，一個意見，一條命，身為網路時代的知識工作者，任何人都有機會看懂這個數字背後的意義，這個數字真的就是「一」。趨勢大師約翰奈斯比（John Naisbitt）在《未來定見》一書中，提到牛津大學生態學家諾曼麥爾（Norman Myers）預估每兩天就會有一種物種在地球上消失，這個數字後來被灌水到每年消失四萬個物種。同樣的道理，只是一個人的一個念頭，最後可能變成地球上的重大學說。

誇張嗎？一點也不，如果有機會認真研究人類的行為學，我們都應該在精神接近分裂的時候踩剎車，因為有人誇大不實，有人信口開河，有人胡言亂語，結果才弔詭，因為多數人採信，因為這些不實的言論從此就沒有被推翻過。美國歷史上盤據兩三百年的「番茄效應」就是以訛傳訛的結果，因為聽說番茄有毒，本書的主軸是談和健康有關的現象，事實上，我們受「權威效應」影響的層面不可謂不小。問一個問題：有多少比例的人把健康寄託在白色巨塔的實力上面？很簡單的粗估，我相信超過七成是非常保守的數字。

看到癌症可怕的死亡率，如果有一位癌症病患問了醫生這樣的問題：「其實化療病沒有辦法治好我所見證的所有案例，請問我為什麼應該要接受化療？」醫生到最後可能只是建議病患賭那百分之五以下的成功率。應該要深入探討的是醫生所稱的「成功率」，也就是「治癒率」嗎？就醫療觀點，存活超過五年以上的癌症病患就是一百分的「治癒」，如果這同時也是癌症病患心裡面的預期，那我們應該給予最大的鼓勵與祝福。

可是真相根本不應該是如此，我比較願意接受的數字是「沒有接受傳統醫療的癌症存活率遠遠高過於接受治療的案例」，事實上都是心理素質在左右結果，害怕、恐懼、擔憂、疼痛、疲憊等因素主導了病人的死活，尤其是在治療的磁場環境，那種身心被外力所掌控的不安全感。我們一直在民主時代見證不民主的選舉，選票多的當選，可是背後的黑箱作業和違法勾當都是數字背後的另外一種數字；正統醫療統治文明世界已經超過接近兩百年，因為藥物副作用沒有數字，數不盡的併發症也沒有數字，可是這些看不到的數字才是我們真正必須要認識的數字。

服用抗生素再怎麼不得已，抗生素全面殲滅腸道益菌已經不是新資訊，如果只是短期療程，修補以及重建的工程都不致於太艱難，可是針對常態服用抗生素的個案和處方習慣，從腸道厭氧菌的猖獗到真菌的肆虐，從腸道黏膜破裂到食物分子流竄，這裡有盤根錯節的事實，有無法計量的數字，請務必放大到人滿為患的醫院大廳。如果我們大大忽略這個可怕的數字，是人為的數字，是倍增的數字，是等比級數竄升的數字，是透過時間不斷高倍數成長的數字，只去留意血壓的數字和生化報告上面所呈現的數字，讓紅字或藍字來決定我們是否健康。

我們應該是為進步而喜悅，還是為退步而汗顏呢？《問題背後的問題（QBQ）》是多年前的一本著作，作者約翰米勒（John G. Miller）只是把一個很簡單扼要的問題提出來，就我個人的所有生命體會，QBQ是非常精準的生命提示，不論從哪個角度和立場，它都適用。當然，我把它放在健康問題中咀嚼，獲得非常明確的領悟，理解健康是一條修行路也是從QBQ的基礎而來，所有面相都得俱足，而且是親力親為，絕對不假他人。

《問題背後的問題》也就剩下一個問題，這個問題的解答者和答案都一致，該承擔所有問題的人只有自己，該為自己的健康負起責任的人絕對不會是自己以外的其他人。我從走出癌症陰霾的患者身上看到一個事實，他們是相信自己的人，他們是相信身體的人，他們是不理會醫療的人，最後，他們是用樂觀和信心征服病魔的人。比起長期被正統醫療監控的大眾，比起選擇在癌症病房接受辛苦療程的病人，兩造的數字差距之大，我們的確都會懷疑哪一邊才可以代表真理，如果地球有一天終將毀滅，我們可以從眼前的失序看出蛛絲馬跡。

真相就擱在那陰暗的角落，造物的偉大創意被狠狠放在認知的死角，我深切自問：進步是我眼前所看到的這一切，還是內心深處的實質感受？這不也同時是健康議題的最終解答：是琳瑯滿目的健康資訊和產品，還是自己最真實的經歷和體會？約翰奈斯比提醒我們：不要忘了統計數字，我特別留意到還有不容易公開的統計數字，那些有機會顛覆主流的數字，那些有實力撼動視聽的數字，如果你不刻意，將永遠與你的思考無緣。

健康維言集

忽略之餘，學習承受。
糟蹋之餘，學習承擔。
學習的對象：自己的身體。

追著錢走就會有答案

《錢買不到的東西》作者邁可桑德爾（Michael J. Sandel）：「生命中某些美好的事物，一旦被轉化為商品，就會淪於腐化或墮落。」

如果我曾經用心觀察人類的行為，就人類所創造的制約，我已經記錄太多不合理的現象，守住造物的遊戲規則是大原則，守住大自然的法則是大方向，人類生存地區的諸多規矩和現象，不是顛倒是非，就是價值錯亂。為什麼這樣說？假如你發現問題的存在，務必自己為問題做出合理的解釋，有點類似科學研究追根究柢的態度，可是最後終究會碰觸到無法解釋的細節，有些現象的存在被視為理所當然，只有造物主可以解答。

如果人性本善是真的，「本」這個字就是正解，因為本來就是這樣，本來就存在，所有一切原始的存在，我願意相信那是造物的原創。可是不相信「性本善」的人甚至直接反過來指稱「性本惡」，當人的本性也被安置在相對論中解剖，我們的確不難理解人類世界的紛亂與複雜，價值觀錯亂也合理，是非對錯無法清楚明辨也是極度的正常。回到前一段的問題：為什麼，我個人的觀點還是必須回到「人性本善」的實質基礎。

如果利他是人之所以存在的唯一目的，也就是我們都因必須為他人服務付出而來到人世間，如果這是無法變動的真理，如果這是我們無法否認的鐵則，那麼所有的錯亂與顛倒就可以說是見怪不怪了。有一則報導癌症罹患人數的新聞，強調有一成的罹癌病患拒絕接受正統醫療的治療，沒有分析原因，記者在結尾非常明確敘述這一成病人都寧可相信民間療法或偏方。

看到「偏方」這個名詞，我相信印象中非常清楚出現負面的著色，這是一種定見，很清楚卻很具備殺傷力的定見，因為解讀資訊的人在吸收的同一時間被賦予錯誤的明確指示。接收資訊一旦只仰賴一只接收器，情況就是今天人類社會的所有面相，不需要辨識，只要接收，不必要過濾，只管填裝。我很不願意透過對錯來探討事情，只要一強調自己對，接下來絕對就是沒完沒了的爭辯，可是當正確的事情被冠上錯誤的標籤，當沒有瑕疵的事情被批判的一無可取，這件「錯誤」的糖衣當然必須得脫掉。

再把話題帶回到利他的本質，在利他的對面，高高站著一個我們都很熟悉的立牌，上面寫著大大的兩個字「利己」，比較熟悉的說法就是自私。「自私」是一種很容易擴散的氣氛，成分多了就擴大，大了以後就更多，心理面期許更為可觀的獲得，我們習慣以「貪」來形容這種人性表現，在大者恆大和多者恆多的前提下，社會價值觀被特定人物所定義。當媒體記者以「偏方」來稱呼非正統的醫療處置方式，這位媒體記者很可能並不代表大與多的一方，他或者寄人籬下，或者甘願被洗腦，事實是他發表了不屬於他個人意見的定見。

如果你正閱讀到這一段，請停下來非常冷靜的思考，我說的是一個大數，這個被創造出來的大數征服我們好久，而且有專業守護，有法律保護，還有絕對大多數的腦袋監護著。我完全沒有支持偏方的意思，可是該不該很勇敢的問一個問題：萬一偏方是對的呢？萬一沒有接受醫療的天空也有晴空萬里的條件呢？話題走到此，我必須延伸到另外一個社會面相，與其說思考，我比較習慣停留在閱讀的層次，很多人只仰賴一套邏輯貫穿所有領域和問題，缺少看書的習慣的確讓思考停滯，閹掉了思辨的能力。

譬如說出去工作才是正當的行為，有一份固定收入才是穩當的做法，靠店面或櫥窗陳列貨品才是正常的生意模式，這些可能你聽起來很荒唐的想法，卻是不少人腦袋裡放置在邏輯研判的公式。這時候再度連結到「偏方」的論調，來自於不看醫生的堅持，那確實是我腦袋裡的主要程式，我的成長背景理應教給我對於醫療的絕對服從，可是我所信仰的是自己的身體，我懂我的身體，我的身體也給了我完整的回應。對大自然的信仰被定調在「偏方」，如果我把這種議題連結到當年決定休學的賈伯斯，你可有牛頭不對馬嘴的錯覺？

我有進出大醫院急診室的經驗，應該說，我有觀察大醫院生態的豐富經驗，很熟悉那些慌張求醫的面孔，附帶的是焦慮與疲累的家屬身影，這種病態在我的解讀中，身體的病痛遠遠小於心理的病態。放大看整體現象面，可怕的事實是來不及了，滾輪滾速太快，牽動的週邊效應太複雜，很少人願意用力掙脫，然後好好看清楚事情的原委，我有一天想通一個四通八達的解答。是錢，是物質慾望，是人世間的這些被誇大行銷與賣弄的奢華，或者說是擁有，是更多的擁有，原來就是利己極盡所能的併吞了利他。

當然又得談到「疾病行銷」，當然又得多多少少提到大醫院的「白老鼠現象」，至於業績壓力或者是名醫與名醫之間的實力較勁，甚至是病患內心深處的

「健保吃到飽情結」。流動在這些氣氛之間的就是人類安置在文明世界中的基礎元素：金錢，研究藥物來解決病痛是一種關鍵思考，這種思考卻很難擺脫掉市場很大的目標，所以是解決病痛重要，還是金流效應重要，需要我把答案說出來嗎？從需求導向分析，病患當然不去在意誰在數鈔票，可是生病的人卻從來都沒想到，原來這種仰賴藥物解決病痛的需求，也是別人為我們所創造出來的。

為何人數少的都能夠控制人數多的？為何我們總是希望有劍及履及的方式來處理生命中的問題？其實這就是行銷，就是把你口袋中的東西放到我口袋的一套學問，而負責埋單的人早已培養一種快速解決所有問題的態度。我提出問題的一小部分，可是大方向是如此，生態也已經被定型，我們都被教育成處理結果的高手。所以我願意提出這樣的問題：如果一定得花錢，是應該花在結果？還是花在原因？我們到底是應該努力處理結局？還是認真經營源頭？

健康維言集

人性的世界中，有太多關於健康的真相和假象。

我們生存在習性中，習性連結到環境，通常就是貫穿主流思想的環境。

「我很好」是一種假象，我們習慣欺騙自己，其實生病都來自於在生活中種下生病因子。

我們或許無知，可是無知通常來自於懦弱和懶惰，也來自於自大與傲慢。

我們多半忽略，在探索知識的無盡饗宴中，主流思想早已是千瘡百孔的呈現。

主流之所以是主流，因為龐大利益結構，因為無限擴大的權力。

決定我們腦袋中的軟體是關鍵，是迎合主流，還是另闢視野。

提款總會提完，除非多了存款的習慣。

真相是，關於健康的主流思想沒有存款的教育。

假象是，科學發達，醫療進步，壽命延長。

眾生顛倒

《另一種生活態度》作者周兆祥：「城市人心態最特別的地方，就是他們像魚一樣，拒絕想像沒有水的世界，堅持自己的信念理所當然。」

我經常在課堂上分享兩種反向發展，一種和食物有關，另一和藥物相關。造物交給我們的能力是代謝廢物，而交給生物自我分解與回收給大自然的能力，兩者結合在人體中，本應是最完美的組合，各司其職，也分工合作。可是我們不是太清楚老天爺的美意，把應該是食物自行完成的事情攬在自己身上，讓我們的身體莫名的承受不是份內的工作，包括肝臟和胰臟在內的整條消化管道首當其衝，身體其他地方連帶受到影響則是我們始料未及的禍害。

多數藥物切斷了原始存在的生化機轉，而酵素材料充沛的生化反應理應存在的四通八達，這種沒有領到薪水而仍然必須支付必要支出的事情，在食物與藥物這兩大領域中盤據，共同的現象是幾乎所有人都樂此不疲。我知道應該如何解讀這些現象，卻也經常碰到有理說不清的困境，主流現象早已籠罩我們所生存的環境，由貪婪人性所掌控，由金錢利益所驅動，距離本質已經很遙遠了，形成一種認假為真、積非成是、光怪陸離的奇妙世界。

在一個中年男女的聚會場合，這是不時都會碰到的場景，多數男人的肚臍眼上方都出現了山丘現象，腰圍不甚合乎美感，可是女人也好不到哪裡去，腰圍粗了，小腹很明顯大了許多。我發現不少人不是太在乎身上的突起，也不是太在意腰圍影響到彎腰的方便程度，或者說是美感，他們的念頭有不得已的成分，多數卻主張這是一種到了中年的正常現象。似乎當身材明顯走樣，卻又拿不出決心來改善的時候，鴕鳥便大搖大擺走在街道上，這不就是人類有史以來最擅長的態度，那個稱作「理所當然」的劇本？

腰圍當然反應脂肪的囤積，可是真相究竟不是這麼單純，比較完整的詮釋應該囊括腸道的宿便和下腹腔的毒垢，德國阿育吠陀醫學名醫安德烈莫瑞茲（Andreas Moritz）在他的書上寫道：「愈來愈多的男女，單在結腸中就累積了超過四十磅以上的廢棄物，他們驚人增長的腰圍，便是此現象的鐵證。」這也是我長期觀察健康與身材之間的密切關係，所得到的結論。我們不能不明白，這些身上的廢棄物是有味道的，這些每個人身上的特殊味道當然不會好聞，如果用臭來形容，希望你不會有抗議的衝動。

談到臭味，就順理成章走進廁所一下，回憶一下如廁之後所清楚記憶的味道。曾幾何時，上完廁所留下味道是正常現象，一般情況是家中的成員都如出一轍，因為吃的東西一致，排出來的東西相差不遠，可以合理推斷，大家腸道內的菌相也都大同小異。聽到不少人說到家中的小孩無肉不歡，而且每個人排出來的糞便其臭無比，在我聽來，這不應只是一個話題，這應該是個警訊，這是非常值得警覺的習性，這些小朋友的健康堪慮。

探討下一代的健康是個重大議題，我在這本書中多方面為我們的下一代討公道，因為父母親沒常識，因為上一代都甘願被主流控制，而且最嚴重的地方是都忘了承擔為何物。我發現從自己的需求學習健康是一種通病，而且思考層級不深，在詢問或討論健康問題的同時，溝通中不時會搬出「某某專家說」或「醫生說」的反辯，透露出不容易扭轉的社會弊端，沒有自己的主見，都是別人的意見。我因此斗膽借用 世尊「顛倒眾生」的開示，用之描繪我所熟知的社會亂象。

提到益生菌和酵素，腦中快速連結到補充品，或許還附帶出現品牌的執著，可是這兩樣卻是在身體內最真實的存在，在很多人觀念裡，不存在是真相，缺乏是真相，需要補充是真相。需要補充如果是事實，是因為我們的環境和習性創造不利於它們存在的事實，眼前的呈現是我們長久不尊重身體的結果，是我們用外來物破壞體內生態的結果。把錯誤的結果視為真相，把不當的養成視為合理，把最糟糕的習慣視為進步的文明，我們繼續服用破壞好菌的藥物，也繼續吃滋補壞菌的食物。

食物中豐富的酵素才是最應該珍惜的食材，可是一提到生食或是生菜，接下來都是農藥的疑問，都是有機食材的主張，都是身體體質的不適應，這些都是我最常處理的顛倒。這一切是現況，是結果，是人類貪婪與自私的表現，我們甘願承攬別人自私的善後工作，也甘願承接社會集體偏見的共同信仰。舉有機的例子，農民沒有休耕的實質和能力，政府缺乏整體的配套和支援，反正無毒就是有機，反正有機就代表合乎標準，反正只要有本事喊出有機的就可以直接連結到健康。

把結果當成原因，把結論當成起始，把含有農藥當成不應該吃生食的理由，我會感覺到社會上存在一種無形的沉淪力量，毒害了我們的思考能力，扭曲了我們明辨是非的能力。兩千多年前的釋迦牟尼佛就已經看到人類世界存在一股向下沉淪的力道，世尊從他利益眾生的慈悲心看眾生，他強烈看到那種自私自利所營造出來的反差。幾千年的時間無法提升意識心的淪落，深知修行在個人的道理，世尊也只能對自己的徒弟念茲在茲，現代的修行者依然得在汙濁的環境中擦亮慈悲心。我從多數人的健康圖象去模擬，健康居然可以交給科技，居然寧可交給別人，居然可以只有知識就好，不需要態度。

那是很熟悉的片刻，身旁有人出現感冒症狀，你透過本能提出「趕快去看醫生」的建議，稀鬆平常，原諒我必須鄭重糾正，因為這就是顛倒，徹徹底底的顛倒。沒聽過「身體是最棒的醫生」嗎？問過自己的身體沒？

健康維言集

沒有做過肝膽淨化的醫生說：那是騙人的。
問這位醫生：為何你不嘗試？醫生回答：因為那是騙人的。
媒體記者選擇相信這位醫生，多數民眾也選擇相信這位醫生。
這位醫生同時告訴他的膽結石病患：等嚴重了再處理。
當我們選擇把身體的智慧擱置，結局就是輕信外行的專業。
人類的自大與無知所創造出來的隔離不是重點，傷痛才是。
等到膽囊發炎，讓醫生把膽囊切除。
沒有做過肝膽淨化的醫生說：那是卓越的。

致癌療法（穿著白袍的黑道）

《最衰者生存》作者莫艾倫（Sharon Moalem）：「為什麼你要服下四十年後保證會害死你的藥物呢？只有一個理由，對吧？因為那是讓你不會明天就死掉的唯一方法。」

曾經有一段時間，我在課堂上鼓勵學員把自己當成半個癌症病人，確實修正飲食習慣，讓身體的消化工程部門徹底休息，還給免疫系統失去已久的生息。我的用意是讓大家走進積極保健的行列，不要總是讓疾病的訊號催促我們改變，實話是這種方式的苦口婆心成效不彰，多數人比較信服恐怖行銷，需要事件來提醒，尤其是近距離的突發事件。

我曾經有過這樣的體會，告訴罹癌的朋友不能保留即使只是百分之一的擔心和憂慮，因為這些負面和消極的傳導存在可怕的擴散效應，好比在水中滴上一滴黑色溶液，過了一小陣子之後，黑色吞噬了整個水杯。情緒因素的可怕輪不到我來行銷，我們都比較有機會看到別人的案例，而忽略掉自己的情境，在傷害造成的過程忙碌，在癌症形成的過程忽視，最後在確定罹病的時刻喪志。

依然成效不彰，這是我的心得，罹癌訊息就是那一滴黑色溶液，擴散的速度快慢差異而已。誠實告知罹患癌症是否值得商榷，在我心中盤據很久，我確認癌症屬於文明世界的特殊產物，「癌症產業」則是現代人已經規避不了的高獲利行業，關鍵只在何時成為他們的客戶，或者有把握永遠不會購買他們的商品。一個癌症病人知道自己有病和完全不清楚自己得病，結果有沒有可能大相逕庭？

和腫瘤科權威醫師探討「癌症產業」，當事人或許不會太喜悅，可是在所有觀察家眼中，這個被長期界定在絕症的病症，不折不扣形成一種非常奇特的獲利模式。先不要看治療過後的高死亡率，值得深入研討的是所有甘願接受化放療患者的心態，他們接受醫生建議的目的應該是活命，還是有病人心裡期望痊癒？不論是討論動機或者直接分析結果，我發覺心態已經不是事件的關鍵，應該把焦點拉到心情，心情才是整體現象的核心樞紐。

癌症的高死亡率是一種恐懼盤面，生命接受思想的指定，生命力被擔憂與負面預期心態拖累，就是我會死和我不會死之間的臨界效應，多數癌症病人都出現不好的念頭。我理解，這是一整條線的延續，罹癌的成因就從情緒的低迷和壓力的高檔而來，關鍵是駕馭的能力和管控的能耐，前端失控之後繼續牽動後端的恢復力。似乎又是「個性決定命運」的劇情，我思考到雙管齊下的解決方案，首先是更正「癌症是絕症」的論調，其次是當一切都還未發生之前，落實能量飲食保健。

先聽聽日本醫師近藤誠的說法：「癌症盡可能放著不管，反而能快樂的長久存活。」美國一位醫師理查愛瑞克森（Richard Ericson）也做出接近的研判：「癌症產業讓病患以外的每個人都活得很好」。這些都極度接近我的心得，健康在我個人的見解中，最高境界就是自信，企圖輕鬆戰勝癌症，只要生活正面自在沒壓力，飲食簡單清淡即可。老生常談的主題回到喚醒身體的覺知，和身體充分互動，賦予身體全然的信任，很多人終其一生都不知道應該和身體對話這件事。

進一步聽聽近藤誠醫師更勁爆的說法：「死亡並非癌症所造成，而是治療的結果。」這種論述不要說在日本，在全世界各地都會引發軒然大波，爭論在所難免。我的觀點沒有灰色地帶，健康的中道上都是心法的學分，從認錯到承擔，從覺知到自信，在樂觀正向之餘，免疫系統都完整歸建了。想想癌症腫瘤科權威醫師的身分，一是醫師，另一是病人，當兩種角色重疊在同一個人身上時，醫生的決定是什麼？病人的決定是什麼？有衝突嗎？

我有一位女同學透過抹片檢查診斷是子宮頸癌第一期，從切片到子宮和一顆卵巢切除都在同一間醫院完成，十多年過了，她活得很好。我確信在她內心保留了救命恩人的影像，千萬別指控我小人之心，因為在我內心深處重重發出不一樣的聲音，我堅信這一系列的切除根本就是多餘，從頭到尾我都看到「片面」的足跡。器官該不該切除本來就是主觀認定，醫師的權威和專業主導事件的發生，可是在我熟稔身體邏輯的清晰圖象中，演化所交給我們的器官都存在一定的功能，包括最常被切除的盲腸和膽囊在內。

看過卵巢在停經後仍有分泌強健骨骼和心臟的荷爾蒙相關報導，外科醫師把器官順道切除的觀點即使無法證實利弊得失，從身體內部器官分工合作的進化成效，我的角色沒有資格論證，只能表態。類似的案例還有乳房纖維囊腫的切片和切除，我確信身體擁有自行處理的能力，只要我們賦予它滿滿的動能，讓免疫系統進行最審慎的辨認和移除，很遺憾主流醫學並不是這樣教育這群白袍將軍。在他們的主觀認定中，外力介入方為王道，手術處置才是正解。

「無效醫療」的爭議和統計報告已經泛濫，「致病醫療」的討論正方興未艾，依然是近藤誠醫師的見解，他強烈呼籲認清癌症篩檢和治療的「致癌成效」，相對的，在醫院的磁場氛圍中，一切病痛都是病人自己的責任。我基本上同意病患為自己的病痛負全責的說法，可是醫療體系全身而退不為我認同，他們的責任稀釋在現象中，類似我觀察抗生素所製造的無邊際病痛效應一樣。客觀的證據也可以被強烈質疑為主觀，我心裡認定這是客觀事實，說出來的口吻確實有主觀之嫌。

我總是會想到沒有乳房的婦女，相較於沒有頭髮的化療癌友，她們多半同時承受切除附近淋巴的痛苦，我覺得這些女性所承受的折磨遠大於我們所能理解和關注。至於目前社會上高比例沒有膽囊的膽結石患者，我依然會對他們致上非常同情的眼神關注，他們也承受了不該有的承受，即使愛吃、貪吃和不當的吃都是他們自己的過失，即使遺傳基因也得負一些責任。在我的探討中，如果你聞到權威的味道，你應該也同時聞到文明極其墮落的臭味；如果你有過被黑道恐嚇的經驗，這也是我打算提醒你的現實。

在醫師們十足堅定的口氣中，人類正逐漸在遺失不斷提升的演化力。

健康維言集

老天爺引導我走一條深度見證健康之路，
從開診所的原生家庭到扮演健康作家和健康傳道者的角色，
只為了很精準的體會「醫生完全不懂健康」的道理。
一顆藥，處理了局部，傷害了全部。

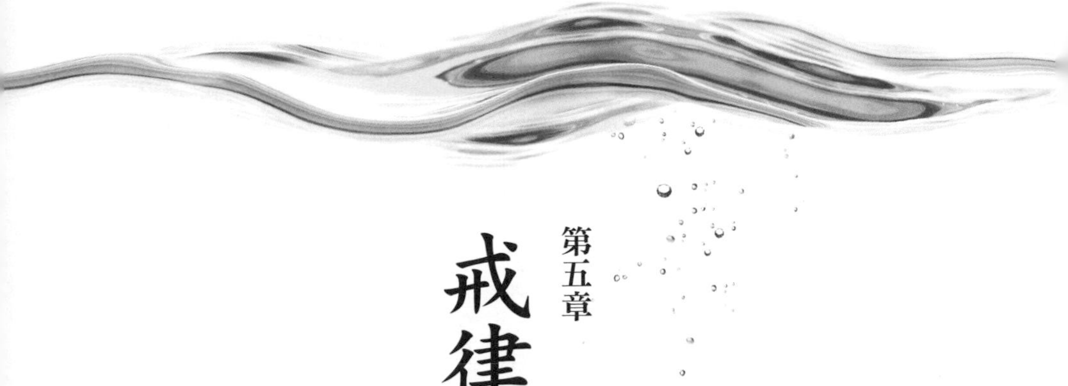

第五章

戒律不是限制，是啟發

規則與記分板之間

《誰在背後挺你》作者法拉利（Keith Ferrazzi）：「你的生命裡有想幫助你，卻被你擋在門外的人嗎？我猜，只要你願意，一定有很多人能當你的支柱，包括你素未謀面、卻能改善你人生的人，一如你能改變他們的人生一樣。」

「記分板（Scoreboard）」是我這本書的核心價值，也是引導我進入整本書完整內容的明確動機，我清楚看到尋找健康明燈的路上，人與人之間少了量化的串連。假設一位很有意志力的人，他永遠都靠自己的意念點著意志力，這一把火如果不是小小的燃燒，就是隨時有被澆熄的可能，可是一旦他的火把點燃了其他人的火，情況將不可同日而語。

在棒球比賽的現場，防守方的球員隨時以手勢提醒隊友目前的出局數，必要時往後方抬頭，記分板上面的比數和投手好壞球數都一清二楚，分數是一種指標，它牽動著球員內心的鬥志，它連結到球員必須贏球的企圖心。如果你的角色是球迷，可以深入分析分數的意義，它代表著一種關注球賽者心中難以抹滅的樂趣，熟悉運動賭注的人更能理解分數所代表的力道。

再看保險公司的業績達成率牆面，或者是傳銷公司的高階相片牆面，它所呈現的有可能是目標，有可能是榮耀，當然也有可能是歷久不衰的鬥志。我不一定認同他們背後所支撐行為的動機，我也不一定贊同他們的運作模式，可是記分板的策略行之有年，可能只是內容與計算方式變動，它肯定有其存在的價值。我的觀察心得，記分板是蘊藏生命力的樑柱，它是組織拓展的基石，是個人之所以能夠維繫高昂鬥志的精神糧食。

拉回來我的專業領域，訴求方向依然是健康，這裡所強調的記分板不是體脂機上面的數字，也不是驗血報告上的所有數字，牽涉到個人檢測的所有數值，都只是最狹隘的記分板概念。如果不是自己的所見所聞，真相呈現不會如此清晰的烙印在我心底，我所謂的真相是人與人之間的連結，是把真心放在別人身上的積極作為，是一種足以提升別人，也得以讓這些人更為健康與快樂的實際行為。我很清楚，如果自己做得不夠好，那是在人數上出現了姑息，那就是在律己的尺度上鬆懈了。

我常用的口吻是「向後轉」，自己所得到的如何不藏私的往後分享，一件好事情讓自己心領神會，如何捨得看到自己所關注的人毫無感受？必須進一步說明，我所要闡述的「記分板」還不是分享數，如果你熟悉的用詞是推薦或接引，或者你習慣用造福這麼慈悲的動詞。「記分板」應該是形成的氣氛，是一種往上提升的力道，是鞭策大夥一塊前行的動能，如果我們都知道說個好故事的祕訣，「記分板」必須是可以感動人的精彩故事，是參與者與有榮焉的紀律看板。

當我聽到「有效的利他主義（Effective Altruism）」這樣的遠見時，直接聯想到的當然是自我約束的能力，可是我深知還有比個人紀律還要有威力的東西，絕對是團體的感召力，絕對是系統力量所發動的組織動員力，是愛與慈悲所驅動的接引力。曾經，我把做不好的理由交給環境的汙染惡化，我合理化個人力量的不足，在一切觀瞻和圖象都很明朗的某一刻，我意識到這是人類社會本來就應該成就的境界。人是群聚的動物，人是最需要團結的動物，人是最需要理解愛心與慈悲心的動物。在我的健康願景中，最必需補足的是連結所創造出來的約束力與行動力。

曾經有一位女性學員在我們所舉辦的活動中分享，她屬於嗅覺非常靈敏的人。小孩從學校回家後，她可以很快說出在學校吃了什麼；在公車上坐在一位中年男人身旁，她有奪門而出的衝動，因為無法忍受對方身上所散發出來的味道。她和我們接觸有一陣子之後，說出了她對我們這群人的觀感，尤其是一群中年男人的組合，她的重點在我們身上沒有味道，那種一般中年男人多少都會有的體味。味道不見就是一種「記分板效應」，是這群人共同創造出的約束力，是我們經由持續力把身上的廢物都丟掉的結果。

規則是死的，記分板是活的，是可變的，是充滿延展和想像空間的，是令人神往的。在行事曆的空白處，每天把重要事項先行置入，把約定行程很清楚的標示，週計畫有其巧妙的容量，和人體大腦的短期記憶相互呼應，把組織系統的行動力轉換成為個人的計畫，這是記分板效應的細部分解，也是把大目標轉換成具體行動的最佳詮釋。我腦中的計分板觀點來自於柯維大師（Steven R. Covey），我稱他為生命導師，他的著作與觀點開啟我的人生新頁，他的邏輯思考與生命視野帶領我脫離很有可能一敗塗地的處境。

柯維大師在他的一堂課程中提出「記分板」的重要性，那是稱之為「執行四大紀律」的管理課程，我在自己所體會與運用的健康執行方案中，幾乎把這四大紀律採用與發揮到淋漓盡致。包括「超級重要的事」和「相互依存的感恩磁場」在內，我並沒有在學習這堂課程的第一時間體會這些道理，而是在自己經歷人生的各種碰撞，以及在一群充滿愛心的同儕加持下，很全面的融會貫通所有大師的提點，而且確信在執行健康管理這條路上，「記分板」是不可或缺的進階跳板，是你我都必須奉為圭臬的行動守則。

在規則與記分板之間，是你的一步，一個決定，一次勇敢的嘗試，一個滿心歡喜的感動，一次熱情的分享，一種持續不懈的態度，在健康的領域中，就會出現擁抱健康的絕對自信。看到自己的周圍，是一群熟悉的面孔，一群對你發出真心笑容的人，原來群策群力的健康道路是一條邁向圓滿人生的大道，原來生命在付出之後方能顯現存在的價值。

健康雋言集

健康不是使用產品的結果，分享健康也不是賣產品，
是分享觀念和態度，是分享心得和信念，是分享故事和感動。
值汙染與毒素盛行之此時，
健康不再是可以獨善其身的概念，
擁有健康之後必須能利益多數人，

不願意分享健康的人將不會健康，
畢竟傳播愛的喜悅為健康加了最多分數，
造福別人必能更造福自己，
健康必然是兼善天下的使命與成果。

多運動、吃清淡、少吃藥，然後呢？

《脆弱的力量》作者布芮妮布朗（Brene Brown）：「在有意義的人類經驗中，脆弱是核心、主體和關鍵。」

曾經在我寫過的一本非健康書上提到這件事，我有必要再次借用這項由傑若貝爾（Gerald Bell）所做的調查。有四千名退休高階主管被問及「如果生命可以重來一次，你會有什麼不同的做法？」，結果會更照顧健康成為首選，花時間陪家人和個人發展也被廣泛提出，精神層面的樂趣和投入，包括當志工等社區服務屬於多數受訪者生命中很大的遺憾。

我更確定一件事，有人在年輕時候看到這則資訊，等到人老珠黃時，他依然後悔這些大項不曾在自己的生命中得到關注。常聽到婚姻必須經營的說法，其實人生哪個面相不需要用心經營？我主張健康是一門管理學，因為太需要有紀律的規範，主張輕鬆看待的人都是最後徒增傷悲的人，就像生命中的時間分配一樣，感覺不急的重要事最終都在有限的時間中擠壓，不是排不進去，就是重要性不再，因為已經沒有意義了。

聽過坑洞的故事，前輩提醒小心坑洞，因為前輩曾經不小心掉進去，我輩笑前輩迷糊，堅持自己不會有閃失，結果最後在坑洞裡等候救兵；故事沒有因此結束，因為晚輩一樣不願意聽我輩的勸告，最後晚輩依然躲不過坑洞的風險。我經常有不知道如何解釋人性自以為是那一面的疑惑，心中一律認定自己比別人優秀，每當自己做出重要的決定，而且周圍充滿不同意見時，自己永遠是對的，是別人不理解，是別人不清楚自己的實力。

如果別人的意見沒辦法證實對錯，自己的堅持經常成為記憶中的塵土，真是希望從來沒有存在過。我自己有一段生命的混沌期，要幾句話破解，就是自大掌控一切的階段，就是最缺乏深思熟慮的時候，就是遠離閱讀最遙遠的年代。進步是很籠統的概念，我也一度迴避這種自我檢視的提示，後來我深覺閱讀是很好的指標，可以更廣義的來探討生命中的游離，就是學習。生命需要不斷提升，學習究竟是個人的自律性功課，如果少了自省能力，我們還能學習什麼？

說懂，其實沒有懂；說知道，其實不知道；說願意，其實根本不太願意；說沒問題，其實大有問題。我說的就是人的世界所充斥的忽視和虛假，歷史學家卡萊爾（Thomas Carlyle）說過：「最大的過錯便是不覺得有錯。」我們探討健康這麼久了，一直就找不到正確答案，一直都沒有進入問題的核心，正解不就在這句話裡面？我必須透過超越健康的角度探討健康，因為一度也陷在泥沼中，和稀泥久了，發現所有人都在原地踏步，包含檯面上的專家。

我發覺如果看不到自己自我辯解的迷陣，也不願意承認這就是一種「認知失調」的病態，事情的嚴重程度將永遠存在，而且惡化。這是來自兩位心理學家塔芙瑞斯（Carol Tavris）和亞隆森（Elliot Aronson）的共同著作《錯不在我？》，他們的觀點解決了我不少疑點，因為這些不合理的現象就是將永遠的存在，重點總是在現象中的我們該如何自處。我也經常奉勸別人既然改變不了世界，就乖乖改變自己，可是我們總是得站在鏡子前面把自己看得夠清楚，然後很審慎的自問：自己該從何處改變起？

吃藥不好，可是不得已；吃油膩不健康，可是沒辦法；多運動我知道，可是沒時間。不，還有另外一個角度，是奉勸身體不好的人該注意的事項，我們真的都會這樣勸說：「多運動、吃清淡、少吃藥」，這叫常識，就好比提醒關注對象在天冷時多穿衣服一樣，重點是關愛，不是大家都清楚的細節。有趣的事實幾乎都是自己做不到提醒別人應該做的要項，不，自己不做也已經不是重點，關於健康，就剩下這些了，再也突破不了，一般人在健康常識的進階上，卡死了。

再度回到心理學家的論點，是我們不願意承認自己不足，類似我對多數成年男性的觀察，每個人都是萬事通，各種專業都可以高談闊論，至於學習，那是女人的事，畢竟知識薄弱的才需要學習。我必須回顧自己翻轉的過程，一段向別人示弱，同時承認自己過失的路程，在《誰在背後挺你》這本書中，作者法拉利（Keith Ferrazzi）所闡述的「勇敢示弱，別做懦夫」，他寫道：「建立真正生命線關係的祕方就是勇敢示弱，這再清楚不過了。」

如果不願意承認自己迷路，就很難找到真正的出路，或許謙卑兩個字可以涵蓋所有潛在的問題，可是如果有心，應該再多用點心，我們有必要進一步深入問題的根源。我鍾愛《脆弱的力量》這本書，作者布朗博士（Brene Brown）點出人類世界集體偏見的根本處方，一句「我們是誰比我們懂什麼還要重要」，正是我們今天搞錯優先順序，在追逐健康的路上到處走進死巷的原因。

我們天生渴望歸屬感，可是卻在行為上隔離歸屬感；我們期望團結與融洽，卻經常在行為上製造孤獨；我們最盼望遠離病痛，卻永遠最擅長遺憾與失落。心理學家總是在傲慢自大的人身上發掘出自卑情結的蹤跡，最後還是在人類的總體表現上分析出自戀與自卑的拔河。我們所有的健康概念都擱淺在結果的沙灘上，不是沒辦法，就是不得已，不是不可能，就是太遲了，告訴自己可以停止學習，因為專家永遠比我們內行，讓權威來協助我們料理，比較妥當，也比較不費事。

不為自己，也該為了下一代的福祉，太熟悉粉飾太平的氣氛，就缺那釜底抽薪的動能。如果此時你還有該怎麼做的疑問，就該好好沉澱與深思，想想自己的世界是如何和真相漸行漸遠的？方便讓我請問你：說出一堆大道理之後，然後呢？

健康維言集

現場沒有盲腸的請舉手！沒有膽（囊）的請舉手！
因為生小孩而被醫生在肚子上劃過一刀的請舉手！
這種調查只會得到一個結論：
醫療病了，現代人的理智都沉睡了。

胡蘿蔔與悶棍

《動機，單純的力量》作者丹尼爾品克（Daniel H.Pink）：「替自己設定為邁向專精而訂的目標，通常是健康的，可是，如果是別人替你訂的目標，諸如營業額、報酬率、考試分數標準，就有產生危險的副作用之虞。」

我曾經有一次贈送一本我寫的書給一位很久不見的老朋友，朋友拿到書的第一時間，問我：「你賣什麼？」我狐疑了一下，對方補充一句：「少裝了！寫這種書背後一定要賣產品。」我當然必須強力否認自己有這樣的企圖，問我有沒有熟悉的廠商，答案是有，問我有沒有推薦的商品，答案是有，可是這位朋友卻不會知道，我在課堂上明說：任何產品都沒有直接連結到健康的實力，只有觀念和態度。

如果每個人都在銷售，我所銷售的除了觀念，最重要的就是動機。這個動機必須牽動改變，這個改變必須進入生活，變成習慣。朋友所提出的質疑的確來自於市場上的氛圍，健康書不僅要能賣錢，最好還能帶動產品的銷售量，所以業務人員手上的工具書不是用來閱讀的，是用來充場面的，是用來銷售產品的。如果人的行為模式可以直接套入公式，那麼大腦就會逐漸退化，如果作者寫書的唯一目的是賣錢，這本書的內容肯定乏善可陳。

販賣或說分享健康相關商品的銷售者，因為產品消耗會直接反應在業績上面，所以他們也使用自己所經銷或代理的商品。由於業績連結到獎賞，自己使用產品也能領到獎金是很合理的動機，我再強調，是使用產品的動機，所以既可以健康又可以賺錢，這可是找不到任何缺陷的完美動機。在《錢買不到的東西》這本書中，作者邁可桑德爾教授透露醫師與保險業共謀獎勵病患吃藥的行為，醫師不致於低聲下氣，溝通上應該是療效訴求，保險公司的動機應該也不難識破。

得到健康又得到獎賞，這不就是雙贏？這可是求之不得的事情！不是嗎？邁可桑德爾教授又指出美國國家廣播公司付出高額獎金獎勵減重比賽的優勝，聽起來都是完美的構思和創意，站在減肥需求者的角度，這是多麼划算的動機，這是多麼容易進入行動點的驅動。試著把這些觀察放大到社會面，從更高與更廣的視野來解構現代人的健康需求，有市場面，有生意面，是功利與營利在主導人類的需求和動機，看起來靠健康需求吃飯的人不少，吃健康這行飯似乎不會有退流行的趨勢。

市場的確被搞大了，或許小診所還存在競爭的空間，大型醫療院所幾乎都是人滿為患的盛況，不再討論醫院內的特殊市集，一切都在銀彈攻勢中被催生出來。應該要捫心自問的是我們，很簡單的想想：人們有比較健康嗎？罹患癌症的人有比較少嗎？我曾經從志工與員工兩者動機位置的不同，很明確的釐清快樂的泉源和動機位置的相對關係，工作為了賺錢其實不會太快樂，至少比起前去義務服務要來得吃力，至少比起單純付出與奉獻的精神滿足，要來得少，而且是少得許多。

我們長久把健康的動機交由別人來遙控，這件事情真的鬧大了！不是別人一定不會在乎你的健康，而是當別人聚焦在賺錢的時候，當別人把健康當成他的生意或是工作的時候，你的健康絕對不會是他們的首選。我還是再強調一次那種不確定病因的治療邏輯，那種毫無頭緒的「對症」處方，那種接受法律保護的無厘頭藥方，把身體當作敵人，把腸道益菌當成殺戮的對象，把身體一些功能還不彰顯的器官當成可以捨棄的廢棄物。

人世間最盲目的信仰就屬這檔事，我們可以都不需要有想法，只要單純相信這群受過長期訓練的專業人士，反正每個月都有繳費，反正醫生不看白不看，藥物不拿白不拿。可是，分明我所看到的都是胡蘿蔔由藥廠和醫生拿，大部分病人都只有吃悶棍的份，病人一直被醫生處罰，即使醫生沒有刻意，也不會是惡意，所有在醫療體系照顧下長大的人都在霧裡看花，針對健康，永遠都摸不著頭緒。

有趣的是，我是走了不一樣的路，我是走出一條充滿自信的路，問題是我也主張「棍子法則」，屬於一種另類的悶棍，我發覺健康已經是一條必須仰賴「嚴刑峻法」的大道。牽涉到動機的位置，我有必要加以說明，因為動機必須由內而外，從內心深處很實在的發出，必須鞭策自己走出舒適圈，必須要求自己經歷不可能的經歷，必須融入正向的磁場，然後公開允諾，視造福他人健康為個人不變的職志。

不健康的幅員廣大，這股向下沉淪的力道需要你我一起來扶持，我們有必要對自己許下行動承諾，必須是十足積極進取的態度才有機會喚醒低迷的學習力。自己先嘗試斷食吧！這是我誠懇的請求，必要時成立有規模的斷食訓練班，經由合格的老師授課完畢後，設定好斷食的基本門檻七天，很有決心與意志力的經歷身體前所未有的淨化之路，親眼見證自己的身體在毫無熟食和消化的干擾下，所能啟動的大掃除工程。

自己的心得本有屬於自己的心得體驗，由自己的故事去開啟自己的信念，由自己的信念去激發自己更進一步的慈悲心和分享力，把善知識傳送到自己能力範圍所及的每一個角落。我所謂的悶棍就是這條路上的冷言冷語，那種熱臉去貼冷屁股的無奈，那種最熟悉的人都不理會的無力感，那種看到別人進入失控的漩渦，卻可以丟出來得理不饒人的高論。

我個人的悶棍目標是訂出拓展健康族群的高目標人數，親眼見證有一大群最健康的人在一起分享快樂，我願意把 師父利益眾生的神聖使命扛在自己肩上，無怨無悔的向前行，也邀請有志一同的朋友一道同行。

健康維言集

想通一件積極行為背後的消極動機，
或許有機會抓到健康境界不為人知的祕辛，
健康檢查是很好的實例，除了應該更名為疾病檢查外，
它究竟是文明世界為已經造成的盤根錯節所設計的一種完美台階。
包裝在外表的正是理所當然的探究與確認，
人類就在這一切科技發展中遠離最核心的健康本質，
創造了就業機會，襯托了醫療的偉大，更強化了疾病的行銷。

人與環境、意志力與健康

《海星與蜘蛛》作者布萊夫曼（Ori Brafman）與貝克斯壯（Rod A. Beckstrom）：「在分權的組織裡，沒有明確的領導人，沒有階級制度，也沒有總部，即使有領導人出現，這個人也沒什麼權力來支配他人，頂多透過以身作則來影響他人。」

問一個問題：「企業最重要的元素是人還是人才？」，如果你不曾思考過類似的問題，應該會需要一點深入思考的時間。如果人才擺錯了位置，人才很可能變成庸才，多數企業主的經驗法則應該會把焦點放在人上面，因為人可以訓練成為人才，或許人才的要件還是他必須是可造之材，更慈悲的說法是人人都有其潛力，企業的要件是願意喜樂工作的人。

談到健康這個主題，所有人都從心中回應其重要性，至於真正在行為上呼應心中價值的人是少之又少。我計畫完成這本書，很關鍵的體悟從我感受到這種價值的淪落，而且我找到了原因，我清楚看到是環境的破壞力，是人創造出不良的磁場文化，從這樣的角度分析，人多少無辜，就好比企業任意安置人才，錯誤的環境讓人才變成了奴才。

人理應要上進的、積極進取的，為何相反的表現已經廣泛的呈現？消極與墮落的人性面有持續擴大版圖的傾向，科技讓人不想動了，不愛思考了，人創造了環境，可是我們不應忽視環境的巨大影響力。我個人所輔導過的案例送來滿滿的靈感，成功的和不成功的，當事人的態度當然很關鍵，可是最關鍵的因素在周圍的人事物，向健康環境靠攏的找到健康的自信，遠離健康環境的停留在摸索和懷疑，很有可能，繼續營造不太健康的環境。

速食業龍頭麥當勞企圖扭轉企業形象，菜單力求健康走向，推出搭配新鮮蔬果的沙拉餐點，結果丟掉的沙拉比客人在店裡消費的量多。我們可以把這個結果當成實驗，也可以就此認真看待人性的真實呈現，或者直接接受形象鎖定的事實，其實那就是環境的影響力。我們都是凡人，如果我們都曾經被速食店內的氣氛烙印過，就設身處地的想想，在那個空間中，你比較渴望吃薯條，還是來一盤生菜沙拉？

速食店的門口就是一個決勝點，是繼續往前走，還是轉個彎走進去？我說的是選擇環境的課題，也是創造環境的議題，當然最後回到決心和意志力的問題。說得更為明確點，我們已經脫離不了環境的因素，不管是個人的健康，還是社區環境的健康，議題可以擴大到地球的健康，我們都必須著眼在環境，讓優質的環境來協助我們勾勒健康，讓組織、團隊或系統來共同護持大家的健康。

影響我們的當然是環境中最為無形的誘惑，在飲食的課題中，這些誘惑早已藉食物的媒介寄居在我們身上，它成為我們的需求和習性，它進入你我的神經傳導，它甚至有機會壯大成為生活中的依靠，成為自己對生命的一種執著，某些時候，變成不折不扣的藉口。當不認識這些誘惑的時候，我們甚至於可能討厭這些東西，或鄙視這些行為，一旦其美好或舒爽和感覺神經串連，這些有可能引導我們上癮或是讓我們沉迷的物質，就堂而皇之控制了我們。

年輕時，我曾經很抗拒打麻將，結果同儕以三缺一為由開始教我摸索國粹，沒有多久，三缺一成為我自己心中很正式的理由，真實狀況是我自己被麻將的樂趣所吸引。這是環境影響習性的故事，現代人喜歡吃，被熟食綁架是不爭的事實，上癮則是更為透徹的判定，清楚美食在社會面上所造成的迷失，從裡到外，這樣的環境每天都和生命產生磨擦。所以健康需要演練紀律是我早早的體會，如果自我管理就可以輕鬆擁抱健康，身為養生保健的老師，我的工作應該輕鬆得多。

經驗告訴我，紀律還必須細分到意志力的層級，而且環境因素就是意志力的訓練和解放，如果一般人針對健康的執行還差臨門一腳，最後的關卡停留在周邊的人事物，也就是缺少健康的環境力。環境力到底指的是什麼？簡單說，環境力牽動了意志力，舉一群學校的媽媽社團為例，這些媽媽的共同話題圍繞在孩子的課業和健康，而關注自己健康才是輔導孩子健康的第一步，為了孩子而且也有不落人後的決心，逐漸就營造出意志力堅強的氛圍。

人因為共同的信仰和中心思想而聚在一起，正向的組織可以輕易塑造進步的信念，團隊的理念在前，個人的目的在後，很多宗教組織和地區社團都具備正向感染的實力。如果健康課程和健康飲食活動充分置入這些單位的作息，意志力和影響力就串連起堅強的健康持續力，相較於見面只是吃，所有活動現場一律是美食與大快朵頤的支撐，健康只是曇花一現的演講主題，健康絕對需要前瞻，絕對需要多一些一加一大於二的醞釀。

現任世界銀行總裁金墉是韓裔美國人，他童年見證雙親在戰亂中所展現的鬥志，特殊的成長背景淬煉出他與眾不同的人生態度，一位毫無金融背景的醫學專業人士和人類學家，是其領導特質和世界觀讓他獲得歐巴馬總統的拔擢。針對意志力，金墉的一句話深深引起我的共鳴，他說：「意志力就像肌肉，需要積極鍛鍊，否則就會萎縮。」這同時也是我個人在健康領域磨練多年的心得，汙染與誘惑當道，少了意志力，健康境界顯然是緣木求魚。

意志力是個人的心性和態度，它的本質不是群體概念，不是團體的聚集，可是文明世界已經存在我們不願意看到的現實，大染缸不太容易漂白，只好採取隔離的方式，期許開發出一個全新的世界，期許你可以意會到自己應該的去處。

健康維言集

一件看似艱困的事情，有人喜悅迎接，有人選擇逃避。
我看到境的故事，一種是磨境，一種是困境。
以終為始，一種是明確的目標，另一種是模糊的遠方。
這一件事，讓我領悟人性的盤根錯結，
也讓我領悟健康世界的無邊無際。
這一件事，確立我的人生志業，也讓我在養生領域快樂翱翔。
我的朋友們，有人已經立志大量分享，有人依然冷眼旁觀。
有人邁向境界，有人困在情境。

沒有頭銜的領導

《喚醒心中的領導者》作者羅賓夏瑪（Robin Sharma）：「選擇不再當個受害者，開始成為領導者，這真的是我們一生最重要的選擇。」

我曾經受邀去大專院校的通識課程演講，負責邀約的老師有這麼一句讓我一直忘不了的話：「因為你有著作，所以符合資格。」可是那終究不是太美好的講課經驗，因為學生都是列席點名，不是真心想學習。講課有一個目的，是學生的收獲，是把知識真實傳遞下去，不是領錢，不是交差，不是我講我的，你聽不聽隨你。有一些表象的價值存在於我們熟悉的教育體系中，我不應該感覺到奇怪，那畢竟是我經歷過的環境，我們都在重視表面功夫的制度下長大，你想丟都丟不掉。

看不到真相是一種現實，我們會迷失在虛假與做作的空間中，無法意會那一刻的存在對生命產生不了任何意義。如果迷失是人生必修的一堂課，那麼突破就是必須追加的必修學分，表面功夫可以用一小陣子，不可能用一輩子，如果打算活出生命的價值，如果打算掙得全面的健康。我不只一次在本書中強調這種廣泛的迷走，有一種委屈，有一種不知道該如何申訴的苦痛，病痛的責任歸屬是細菌病毒，是毒素汙染，是別人，是他者，而且還我健康就是醫生的責任，社會不就是這樣設定醫生的職權？他們的高收入不就是應該反應在還給病患健康的功力上面？

聽聽蟬鳴鳥叫，聽聽從樹叢中響起的樹蛙協奏曲，其實這是大自然的基礎樂章，可以稱作協同，也可以稱作綜效，是沒有領導的互補，是不需要指揮的整齊劃一。多少人不知道，這樣的自然界就在我們身上，那種超乎我們可以理解的協調能力，那種不需要意識介入的執行力，那種不勞駕思考提醒的承擔力。我們都見過這種直接到位的領導，在天災之後的災區，在生還者求生的過程，在抗議群眾接近失控的當下，沒有頭銜，沒有位階，沒有刻意，他們就是存在。

或許我們長久都誤解了領導，那種權威式的領導，那種滿載頭銜官階的領導，沒了頭銜和位階，沒了官位和地位，便瞬間消失的領導。我們很熟悉傲慢與偏見的劇情，總是有高低，總是有大小，總是要在多與少的拉鋸中驗證成敗。人性沒有管理，終將沉淪；人類世界中少了謙卑，必然多了傲慢；人與人相處有了高矮，必然也多了紛爭。我是你，你是我；我扶你，你扶我；我挺你，你挺我；在昆蟲和野生世界裡，互助與合作，團結與共生，相互依存穩定的存在。

生存中必須保持警覺，生命隨時還是需要高昂的鬥志，因為有敵人的存在，有潛在的威脅，也有隱藏的風險。身體的免疫大軍在腸道中定居，為了無時無刻都在進駐的隱形威脅，那些伴隨著食物進駐的細菌和毒素，還有那些已經長時期囤放在腸道中的殘渣廢物；時間久了，免疫細胞和腸道益菌培養出一起經營美好環境的默契。共生是造物的原創，身體意識、腦部意識和靈性意識共同組構全健康，細胞基因和細菌基因共同經營身體的基本體質，食物營養元素和細菌發酵產物共同供應身體的生存材料。

正派因反派而存在，警覺因威脅而存在，管理因紀律而存在，領導因繁複而出現。領導是需求，領導是進化，領導是整合，領導是平衡，領導是在利他的境界中確保利己的位置和價值。站在身體的立場，不需要刻意設計一個領導中心，凸顯領導中心反而削弱其餘單位的重要性，幾大系統之間的聯繫和支援形成身體健康的天然屏障，神經系統、內分泌系統和免疫系統之間維持密集的傳導，看到管理學中的統合綜效，長久以來無法被明確定位的身體意識中樞，即使腹腦的名稱清楚表達其地位，就主流醫學的觀點，一旦沒有明確的位置和結構，不是太合乎邏輯的論述。

我透過管理學的視窗解析健康，用領導學的角度分析健康，抽象的成分都來自於已然偏執的傳統醫療觀，其實一直存在的是身體內適應環境的力道，應該說人體卓越的存在遠遠超出你我所能理解和意會。當被問道腹腦何在，我的解答總是腸道內的免疫系統，嚴格說，這不是最標準和最完整的答案，身體內部的整合力才是正解，幾大系統之間的串連才能真正反應出腹腦的實質。在探索此議題的此時，如果同時能夠感受到身體內部那無以倫比的智慧，或者感覺到一種突破性的開悟，有一種智慧被同時開啟的感動，這和領導不需要頭銜，居然有異曲同工之意境，和短視近利不可能有所成就，居然也相互呼應。

如果你覺得不是很容易理解，想想某位被拔掉官位的閣揆吧，或者你就曾經目睹公司總經理被整肅掉的實境，或是在外海被船員集體做掉的船長。不去探討對錯，也不是態度好壞的問題，這就是制度上的缺失，那種沒有實力只有權力的上司，那種沒有能力只有血緣關係的繼承者，那種沒有態度只有官階的上級長官。再想想我們的大腦，空有強大的思考與判斷力，不是重視利益就是重視位階，不是研究方向錯誤，就是永遠不求甚解。那個叫作大腦的領導階層，參透了多少和健康本質真正相關的道理？發號司令絕對拿手的大腦意識中樞，為何總是連結不到身體的最根本需求？

我從領導學之父華倫班尼斯的著作《領導不需要頭銜》摘錄這一句話：「沒有人，包括你的父母、老師和同儕，能教導你如何做自己。沒錯，儘管他們是出於好意，但他們所教你的都是如何不要做自己。」我們長久找不到健康的正解，有沒有很類似這樣的描述？最後想想「帶兵帶心」的意義，還有順從孩子天賦的建言，我們總是犯了意見太多的毛病，我們也經常犯了聽不進去別人意見的毛病。

身體扛起了一切，它不需要頭銜，不要任何獎勵，它只求沒有太多的干擾。我們只學著付出這種情操和承擔，把自己可以影響的社群照顧好，健康只是其中一個主題，重要的主題。

健康維言集

身體，無時無刻不在承受，也在承擔。
承受與承擔，就是生命的功課。
身體懂，自己的腦袋不懂。
體諒身體，配合身體，尊重身體，關懷身體。
最後，接受身體無微不至的領導。

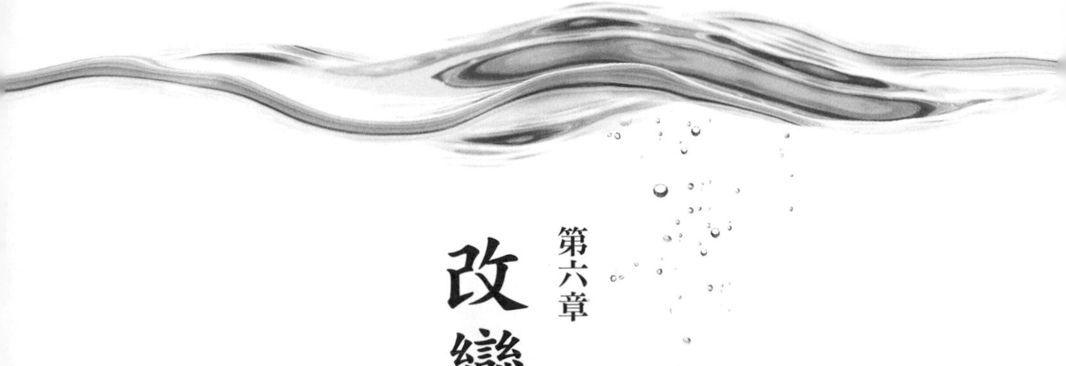

第六章

改變不是名詞，是動詞

還是那個無法擺脫的框框

《奇蹟》作者吉兒泰勒（Jill Bolte Taylor）：「我發現，氣勢凌人的左腦最不樂意做的事，就是和心胸開放的右腦分享有限的腦袋空間。」

先說個故事，這是西班牙神廚阿德里亞（Ferran Adria）的一段值得你我好好品嚐的生命故事，關於他的米其林三星餐館鬥牛犬的經營方式，關於他超群絕倫的不凡視野。英國權威美食雜誌《餐館》連續五年將阿德里亞的餐廳列為全球最佳餐廳，可是這家餐廳每年幾乎只做一季的生意，只有五十二個座位，每年最多容納八千人入內享用其「分子料理」，可是會有好幾十萬人有意願，卻沒有機會。

曾經是西班牙高單價旅遊的熱門景點，阿德里亞辛苦創業有成，他的成就很容易透過世俗觀點判讀，不是訂單接不完，就是生意做不完，我們甚至直接看到鈔票數不完的境界。事實上，訂單和生意是應接不暇，可是他研發食物的成本和管銷導致獲利受限，如果純就生意考量，有了長期訂單，只要在成本上精簡，只要在管銷方面縮減，高獲利不是太困難的事。可是阿德里亞有個異於常人的腦袋，他在展望未來的藍圖上，居然填寫了「暫停營業」的訊息。

你覺得滿足的客戶與照顧不及的客戶這兩大族群，他比較關注的是哪一邊？他計畫將餐廳改制成為美食博物館與美食創意中心，基於憧憬更高的理想與願景，他的念頭中幾乎找不到賺錢的身影，只有使命，只有更能造福大眾的能耐。這是觀點的故事，也是格局的故事，最需要提出來分享的，這是一則改變的故事。改變需要動機，動機則因人而異，阿德里亞的簡短故事有一個重大提示，改變是隨時待命的動機，他的改變就是動機，他的動機就是改變，他的生命中沒有框框。

生命充滿無限的可能，大自然充滿無窮的資源，人的腦袋可以激發出無可限量的創意點子，在現實生活中，我們甚至沒有意識到框架的存在，框架很無形，在教育中紮根，在成長中發芽，在潛移默化中貼緊我們的生命。必須先聲明，我沒有任何批判的意思，因為最顯著的案例就是安穩的職業或工作，我指的不是工作本身，而是人的思考，是你選擇這份工作的動機，放大看，這就是你看待人生的視窗，是你打從潛意識容許被框架綁架的事實。

在我個人從事健康推廣的路上，相信已經有太多朋友的框架被我拆除，當然我因為接觸過太多大門緊閉的框架，才深深意識到人類健康的超級災難，那種甘願把自己和家人子女帶往黑暗深谷的堅持，那種看不到子子孫孫遭受毒素與病痛汙染的無知。光是吃飽才有力氣這件事，我已經適應那種無理取鬧的執著；光是吃熟食才安全這件事，我也早已深度理解現代人認知和身體意識之間的距離；光是甜的味道和血糖之間的關係，我也有機會探索到社會的集體偏見和少數人的既得利益之間，居然也存在密不可分的連結。

我個人對於框架有強烈感受，因為我的成長路就是一條接受框架與拆除框架的過程，而且是重覆發生，似乎一直看到一個小孩掙脫蚊帳的包袱。當學生的時代，接受分數與成績的檢視，這是老師使用的一種有效工具，而不應成為一種榮耀或是羞恥的指標。問題是經過大學聯考窄門測試的經歷，分數可以變成成功者津津樂道的價值，也有可能成為多數人終身的缺憾，我們可以捫心自問，會讀書和會考試在你的觀點中，和優秀有沒有等號？和卓越是不是很快連結？

人生如果需要設定開悟的階段，我的第一波開悟應該是接近四十歲的時候，那是我人生首度嘗到失敗的教訓，故事沒有太多複雜的劇情，就只是老天爺把我送到谷底，讓我好好反省與懺悔。只要你對人生懷抱希望，人生哪有絕路的設計？我曾經幻想成功，卻搞不清楚方向何在，就是似乎在自己生命的某處，有一股隨時都想把框框解除的動能，我感受到它的存在，卻也必須接受暫時沒有羅盤的現實，所以有很長一段時日，我的生命只能用誤打誤撞來形容。

如果開悟是主題，健康是議題，那麼擺脫框框就是必要的話題。從我開始進入健康書創作的行列，竟然就是一條持續進階的開悟道路，不敢說滿分，卻已感受到豁然開啟大智慧的暢快。為何我把健康和人生疊在相同的意境中，因為道理都相同，框架都類似，都是正向與負向的取捨，都是無限與有限的觀點，都是不想改變與持續改變的差別，細部端量，都是沒有框框與都是框框的對比。說得比較直接，如果你的生命態度必須要改變，如果健康的確是你生命中再三確認的重大價值，那就讓自己脫胎換骨，不需要再商量。

我願意在此分享我父親的一段故事，應該說是「養尊處優」的生活態度，其實這四個字長期是我送給自己年輕氣盛時期的形容詞，和我父親不同的部分，我屬於充氣娃娃，是不夠實在的「尊」和「優」。父親從最高學府的醫學養成教育回家鄉執業，生活中所有面相都是對他極度的推崇，他人生的極大部分就是賺錢，細部分析就是問診與開處方，周邊有人協助他料理一切比較瑣碎的事情，護士小姐做了工作上的部分，母親處理了吃穿住的其餘生活面，當然，子女在成長過程也必然聽吩咐行事。

這種態勢呈現我父親生命中的大部分命定，從動得少演變到不喜歡動，生活上所有事情都是別人做好，最後是什麼事情都不會做。我觀察父親年紀大了之後的一些舉動，很多情形都可以用懶惰和撒野來描述，他直接認定自己不能走，結果我們愈體諒與同情，情況就愈來愈無法收拾。結果幫他找椅子是全家外出之後的功課，這樣的思考直接預言他晚年的景觀，不想用腦的部分就是對任何事物都漠不關心，不想走路的部分就是愈來愈走不動了。我公開父親的故事，為了描繪框框的破壞力，框框只是念頭，只是習性，只是導致我們到達不了圓滿境界的障礙。

在健康的範疇，最可怕的框框是「有病看醫生」的定見。

健康維言集

人生有一個學分，是回頭看到過去的自己。是後悔，還是無悔；是退步，還是進步，自己一清二楚。「放下屠刀，立地成佛」寫出成長與進步的境界，如果屠夫可以成佛，病入膏肓的人應該不難獲致健康。

我們對人與事的主觀評量，不小心障礙了自己，也可能障礙了別人。醫生對於疾病的主觀經驗，不小心障礙了自己，也可能障礙了病人。醫生治療癌症病人的經驗，經常在障礙病人的生路，也障礙自己的進步。

大自然的豐富學分，不應容許人類的主觀任意加以隔絕攔阻，當然也不是人類一般的狹隘視窗得以探究全貌。

你有比一年前的自己還健康嗎？十年前呢？請檢視。是什麼因素障礙了你呢？

把握機會還是解決問題？

《輕鬆駕馭意志力》作者凱莉麥高尼格（Kelly McGonigal）：「這是人類普遍的錯誤心態，我們把未來的自己當成了陌生人。」

美國有一位名醫理查愛瑞克森（Richard Ericson）說了這樣一句話：「癌症產業讓病患以外的每個人都活得很好」，有兩個簡單扼要的訊息傳達出來，如果這句話的確具備參考價值。首先是「癌症產業」的存在事實，癌症已經是一門生意，生意是必須要獲利的，生意是必須要開發市場的，生意是有營業額考量的。這或許不是太新的概念，畢竟我很年輕時就意識到醫院診所是一種生意模組，有延攬客戶的需求，也有推銷庫存的必要。

另外的訊息更為驚悚，這一直屬於兩個世界的不同定見，站在預防保健的立場，看到癌症治療的走火入魔，即使營業額和獲利都不斷壯大，我們永遠看不到它有成功的條件。可是存在的事實是相信癌症產業的人數太可觀，科學家斷定這是人類大腦前額葉皮質的演化特質，不理性的決定往往佔了先機，經驗法則也不得不讓我深信人類已經逐漸失去長程思考的能力，取而代之的是屈服於眼前的誘惑，把最困難的決定交給別人，把最關鍵的抉擇交給承諾會最快速看到結果的方法。

我們生活在一個仰賴專家決定事情的時代，在分工的基礎上沒有任何可以挑剔的空間，可是任由自己的生命與身體交由別人掌控，這是邁向淪落與滅亡的不當趨勢。因為專家分成兩大種類，一種專門處理問題與解決問題，他們頭低低的審視問題，他們的思考聚焦在眼前的狀況，專業與能力被無限放大，在政治舞台與醫療體系中，隨時都可以看到這些人物在鏡頭前曝光，隨時都有機會聽到他們在發表高論。在腫瘤與癌症環伺的低迷氣場中，專業醫師沒有時間為病患進行長遠的規畫，他們的念頭放在解決病灶，手術與化放療是屈指可數的可行方案。

當醫生攜帶一個受限的思考框架處理問題的時候，受惠的不會是病人，不會是人類的福祉，相較於管理學的創新藍圖，我們必須很清楚看到一個很虛假的壯大。另外一種專家的存在當然需要被正視，世界還需要一群有能力把握以及創造機會的人，說得明白些，就是把好處與利益暫時擱置，把痛苦與麻煩暫時忘卻，清楚眼前的不順利與疼痛都只是必經的過程。就癌症處理的案例，最關鍵的視窗是把解決的點放在生病的源頭，把病患的生命視為看不到終點的道路，從喚醒病人身體的最高意識去處理生命最奧妙不為人知的祕境。

一直都是「眼前的誘惑」和「未來的報酬」兩大選項之間的抉擇，這是你我生命的共同課題，這是經營人生必須理解的價值取捨，這是遠離病痛必須先建立的優先順序。我在生重病的人身上看到很特殊的視野，那種未來完全不存在的思考，那種似乎完全等不到明天的急迫，其實我在看得更仔細清楚些，我們所生存的環境中都是這種視窗，環境中充滿了快速處理問題的危急態勢，生活中處處都是短視近利的誘惑。真正病態是思考的層次，是被動的處置，是滿足慾望的低門檻，是無法忍受疼痛的懦弱，是不敢正視未來的膽怯。

就讓我來描述一段屬於我工作職場的特殊場景，那是淨化營的小組聚會現場，這其實就是我寫這本書很重要的動機點，由一群人所營造出來的改變動機。從專業的健康課程延續到少吃和不吃，然後進入我們最擅長的斷食動機醞釀，我們把同伴引領到一起斷食的夥伴，我們讓改變動機薄弱的個人興起突破障礙的決心，經驗告訴我，這已經是很多人改變生命的關鍵時刻。就在徵詢斷食意願那一刻，現場所有人心中正好就是「眼前的誘惑」和「未來的報酬」兩大選項之間的取捨。

「眼前的誘惑」是接下來這幾天的生活需求，說穿了就是口腹之慾，就是吃的美好情境；「未來的報酬」就是結束之後的成就和滿足，是身體甩掉幾公斤脂肪的暢快，是身體少掉可觀廢棄物的舒暢，是點燃健康長壽的全然自信。回到我親身經歷的實境，成功機率有八成，在充滿改變與嘗試的氣氛中，依然有不為所動的人，他們幾乎把一天沒有進食直接連結到生命的終止。嗜吃如命並不可恥，我們不時都會有想吃的念頭，所以問題在吃，解決吃的問題刻不容緩，總是忽略了還有滯納量的考量，倉庫必須清出空間才能繼續存放，結果喪失了可以更健康的機會。

持續練習之後的境界很令人期待，持續進步之後的實力肯定刮目相看，我經常體會身體持續淨化之後的舒暢感，「未來的報酬」絕對會賦予獎勵的實質，來回應眼光長遠的行動。我曾經在商法與心法之間思考優勝劣敗，我曾經在心法的世界中琢磨心量多寡的利弊，最後終於在大自然豐富資源的覆蓋下明悟思考的境界，原來人的思考與心念都必須回應宇宙的無限寬廣，在機會無窮的前提下，問題也層出不窮。滿足製造了停滯，成功營造了失敗，缺乏危機意識的過程在創造危機，精工錶錯失電子錶市場，柯達錯失數位市場，諾基亞錯失智慧型手機市場，我看到超過八成的人類正錯失美好人生的市場。

就把豐富心法安置在你的健康藍圖中，也把無限寬廣的希望放在自己的身體裡，如果十年之後才是你重生的時機，現在必須開始行動，如果十年之後可以享受全然健康的喜悅，現在就必須開始改變。我很喜歡《關鍵18分鐘》作者彼得布雷格曼（Peter Bregman）所寫的這一段：「如果你想改變自己，先體會恐懼，然後感受愉悅，兩者缺一不可。」改變的議題或許是老生常談，可是它終究是我們生命中最欠缺的原動力，我們總是看不到重生的機會，我們總是無法相信自己可以有不再生病的那一天。

健康維言集

解決問題重要，還是把握機會重要？
這是價值觀的問題，也是思考層級的問題，
也是我們在生活中經常分寸拿捏不當的問題。
經常是解決了問題，衍生更多問題，出現更難克服的問題，
有沒有發現，我們花一輩子的時間在解決同一個問題。

病痛是問題，健康是機會，
我們急於處理問題，選擇把機會擱置。
拉高層次，這也是值得反思的生命議題。
解決問題重要，還是把握機會重要？

熟識和輕視糾纏不清

《我比別人更認真》作者柯文（Geoff Colvin）：「刻意練習的要素：投入大量心力，以精通某個領域；尋求更高階的指導，不斷走出舒適圈。」

回顧自己的生命，最讓我始料未及的角色扮演其實是授課老師，不是文字創作。說也奇怪，感覺自己做得最稱職的職位也是老師，曾經那也是我踏入職場的第一份工作，我在醫學院擔任血液學的助教，所以我的第一個職場頭銜也是老師。看著所有坐在底下的學員，我在想：他們有聽懂嗎？這個問題還有另外的層次：他們有用心嗎？如果學員和我的關係很親近，他會比其他學員還要認真嗎？

幾年了，我的授課教材中幾乎看不到太多的文字，會寫筆記的學員寫的是我的講話，是他們的體會，是他們當場所領悟的重點。因為當我很認真聽課的同時，我能做的除了專心聽講外，就是記下老師那幾句讓我醍醐灌頂的重大提示，學習絕對沒有比從內心進階還要痛快的感受。不時也會想起醫學院時代的學習方式，由於很多學科都是無比的艱深，我準備了錄音機，坐在前排，錄下教授所講的每一句話。過程中，回家聽錄音帶整理筆記才是真正的進階，那時候的我，心中還深藏著幫助全班同學準備考試的使命。

曾幾何時，我成為不贊同上課錄音的老師，如果只是利己的學習，少了利他的使命。錄音學習多了寄託，好比專注在抄寫教材上面的文字，反而沒有辦法專心聽課學習，針對錄音學習，我看到的負面遠遠多於正面。有點類似於跟在一位學習力很強的同學身旁，隨時都有對象可以問，隨時都有人可以教導，無形中減弱了自己的學習動機。這個主題只有一個重點，就是依賴，這是人性極其巧妙的安置，可以省事或偷懶的時候，何需太專注？

把錄音機移開，依賴人學習與求知到底有什麼不好？我的答案很簡單，健康就是隨時都會進行的隨堂測驗，沒有參考資料，沒有別人會告訴你答案。可以進入更高的層次，健康屬於個人的修行路，是喚醒身體意識的崎嶇山路，旁邊可以有人，也必須要有人，問題是你必須得自己行走，你必須要願意獨立前進。就在我自己家裡，我的態度的確有影響到其他三個人，可是程度不一，有六十分，有四十分，也有完全不理會的零分。

我的見地不再只是依賴，原來忽視到處都存在，可是有了熟識的加持，應該多了重視和支持，可是在現實生活中，不是如此的安排。我捫心自省，也深刻體察，忽視竟然不是少數人的專利，不珍惜居然成為一種顯性的表現。人類不是最高等動物嗎？我經常在這樣的疑惑中摸索：人類為何常常把熟識當成輕視來使用？我們把別人很羨慕的擁有擱置在一旁，全力追逐終究還是會被擱置的擁有，幸福就近在眼前，我們卻堅持它不是；天使在敲門，我們卻感覺被騷擾，要求她離得遠遠的。

這是漠視，這種冷漠其實就是人類早已種在基因內的傲慢，我們都具備慈悲的本心，可是環境中充滿了比較，內心深處多了求勝的意念，慢慢轉變成貪慾，我們甚至不知道這些潛在的心理素質重重干預了生命最良善的本我。念頭中不斷在堆疊自我的份量，就是念頭中的我，意識中的我，輸贏中的我，必須被重視的我，這其實是演化送給人類最美好的擁有，卻也是最嚴峻的持有。一般認知中，我就是意識，就是腦部意識，身體六十兆細胞的意識被閒置，數百兆微生物的意識當然也被擱置，殊不知這才是人類坐擁聰明智慧的同時，潛藏的最大風險。

談到忽視、漠視和輕視，我們曾幾何時在意過自己的靈性意識？我們可曾知悉靈性最有感應和感動的事情？我們可曾認真傾聽過自己的身體意識？我們可曾察覺身體最需要我們配合的事項？其實這兩大意識才是我們最真實的擁有，才應該是我們最熟識的擁有，把熟識當成輕視來使喚，我們的靈性和身體難道不應該提出最大聲的抗議？最有趣也最弔詭的地方也在此，如果我們對美德有所認識，善良與慈悲、積極與主動、負責與承擔等，都是我們的靈體原始具備的態度和修養，這些和我們最貼近的美德，我們都感受到了多少？

我最常講的例子是消化，我最常提醒的時刻是吃飽，因為身體在忙碌，而我們卻完全沒有知覺。這就是最廣泛而且糟糕的熟識和輕視，都知道應該要體恤自己辛苦的內臟，可是行為卻往往沒能反應曾經曇花一現的關注，尤其那是一個看不到的世界，是一個吃得愈多感覺愈薄弱的世界。生命是這樣安排的，如果你沒有機會從外往內看，如果你沒有試著相信原來不可能相信的人或事情，最後你竟然身處一個沒有人關注的角落，應該說不再有人願意扶你一把，你很可能永遠處於那既熱鬧又孤獨的世界。

我有機會被教育和提醒，改變了人生觀，走進我的原生家庭不可能支持的領域，最後發現自己來到世外桃源，感覺失去了很多，卻是獲得了更多。我講的都不是物質上的擁有，貼近自己的靈性和身體是擁有人身必要的經歷，多麼慶幸自己豐富的人生閱歷，修掉了傲慢，擁抱起慈悲，我確認利他才是生命的必要。至於健康，當念頭不再有負面，當信念不再受限，當壓力不再是壓力，健康是可以輕鬆過關的學分，會有那麼一刻，就在某一關卡突破之後，管理慾念和時間終於駕輕就熟。

健康維言集

有一些實話在我心中，關於我對健康境界的體會，真正能夠體會我心境的人畢竟不多，和我親近的人也不見得可以充分理解，因為親近真的多了輕視的成分。

我直接觀到八十歲的自己和九十歲的自己，不，事實上，我已經把年紀直接拉到三位數，這種想像不為多數人所理解，因為違反經驗法則，因為直接連結到輪椅和病床，因為總是老態龍鍾佔掉了所有想像。

健康的人瑞可以是一種憧憬，和現在的行為和習慣密切相關，如果中年後的飲食和日常作息完全承襲年輕時候，譬如說不運動和大量吃肉，甚至是少運動和穩定吃肉，那就直接預言被子女攙扶的畫面，如果你還有這種福分的話。

早餐重不重要不是最重要

《為生命找道理》作者林火旺教授：「精神和道德力量就像肌肉一樣，只有透過使用才能改善，如果一個人做一件事情只因為別人也這樣做，他並沒有運作其能力。」

認識一些非常年輕的禪修者，他們在別人提醒之前，就不時自問生命的意義，有人非常好奇自己來到世間是有什麼使命，至少會想探索這趟旅程的目的地。我個人少了這樣的智慧，生命的體會都來自碰撞，歲月給予我太多太多的指點，就連「價值觀」的定義和意義都是在事件的驗證下才明朗。

價值有無法撼動的，也有可以隨時修正的，我們經常無意識的就作出排序，有時候稍微思考一下也輕鬆做了決定，偶爾碰到比較困難的抉擇，也必須做出選擇。有些做人準則是大原則，知道不能違逆，可是會出現很誘人的干擾因子，我們不經意更動了優先順序，卻也有些人為的價值深植在心中，傳誦在民間多時之後，成為不能被挑戰的鐵則。

離開健康的範疇，我的生命出現多次重大價值的變動，沒有對與錯，有傳統教育的殘骸，有家庭背景的遺跡，說穿了，就是自己不成熟的註記，就是智慧養成的足跡。我對金錢有了截然不同的觀點，我對成就有了和父母期望對立的看法，當然，我對人生的價值出現全新的定調，這一切了悟或許也必須感謝自己所投入的健康領域，是這一路上的價值更新讓我對於人生其他面向多所酌奪和發掘。

常常被問到早餐到底重不重要，我的回答一定是重要，如果對方得到答案後，很喜悅的離開，我赫然驚覺，剛剛是誤人子弟的片刻。因為答案還沒有完整，因為執行方向才是關鍵，因為吃什麼才是重點，因為吃錯早餐的禍害遠遠大於不吃早餐。我說到「吃錯早餐」，主要是為了明辨，請千萬不要把焦點放在對錯上面，清楚「手段」的不得已，其實是理解健康門道的竅門，太去執著在過程或細節，反而忽略了方向和目的地，有點可惜。

我們到學校去求學，不應該是非遵守不可的方式，有家長寧可選擇在家教育，因為去學校只是一種手段。我們舉辦淨化營讓學員體驗健康，把「肝膽淨化」置入在課程中，主要是強化體驗的層級，畢竟肝膽淨化不代表健康的全部，只是一種必要的手段。我利用一個字來說明，教育經常有其不得已的苦衷和情境，人生是一條利他的道路，多一些將心比心就能理解，我這種主張如果得罪了早餐店的經營者，這當然不會是我的本意。

我在《彩虹處方》中描寫日本相撲選手的訓練模式，從不吃早餐後的大量活動，啟動選手中餐的過量進食，我也把國外學者針對中餐食量的研究提出，關鍵也在早餐有沒有吃。有讀者透過標題和簡單閱讀直接定調我主張吃早餐，聽起來沒有太大的瑕疵，可是一旦沒有再深入，又是一場誤會。因為把早餐的空間擺在五星級大飯店，直接預言結果，又是對身體的一陣折騰，又是對於胰臟和肝臟的一陣干擾，又是讓身體在前一晚的大興土木前功盡棄。

前面所陳述的價值觀，就存在於每個人腦中記憶體中的重大價值區，不少早已禁不起時代考驗的主張，應該可以直接丟掉的，可是有人就是連搬出來曬曬太陽都不願意。我承認，吃早餐經常伴隨著美好的記憶或氣氛，香噴噴的烤麵包和咖啡，令人食慾大動的炒蛋或燒餅油條，這些都是甜蜜的回憶，而且通常都只是規格比較小的吃到飽，這是食物和人最完美的結合，也可以是每天早上眼睛張開，最充滿力道的起床動機。

或許，這些有關早餐的主張是你最不願意探討的資訊，可是我不能不很掃興的呼籲，你不但非聽不可，你也非做不可。關鍵回到你我身上的毒素，有可能是我們身體長時期堆積的廢物，最有可能就是昨天和前天才進駐的垃圾。如果你相信身體具有高度智慧，身體隨時都想把這些物質移出身體外，如果你接受垃圾過多的事實，也深知身體的能耐有限，留給身體一段清除垃圾的時間就顯得格外重要了。

甲田光雄博士在他的著作《半日斷食的神奇療效》中，有所謂「十八小時不進食」的基本原則，以睡前的一段時間延續到隔天中午。睡前不進食為的是讓身體徹底在熟睡過程執行代謝，晨間不進食是為了讓身體可以把清出來的物質完整的排掉。「不進食」的說法很容易引起不必要的疑慮和恐慌，如果補充說明可以採取能量飲品，接受程度應該會提高許多，我個人很欣賞博士的戒律，那真是經營健康的一種標竿態度，有這種態度的人哪會不健康呢？

我賦予早餐「能量取代熱量」的大原則，堅守在沒有熟食，也不讓身體進入必須啟動消化機制的訊號，沒有太去強調十八小時不進食的原則，而把重點擺在持續，把早餐吃能量當成理念長久執行。時間在「延遲享樂」的理念中是很美好的單位，在「定期定額」的投資理財計畫中也是不可或缺的分母，我的同伴劉硯中老師喊出「習慣才能治病」的口號，所有堅持都回歸一個原則，就是沒有快速看到成效的預期，在生意模組和通路的結合中，拿掉快速獲利才會有美好的結局。

問題問得對很關鍵，道理清楚明辨也很關鍵，提出一個不著邊際的問題，期望能夠得到滿意的回覆，答案對不對不會是重點，滿不滿意也不會是重點。這是我們從小到大一直都在摸索的情境，該學什麼，該知道什麼，該深入體會什麼，在人生方向定奪之後，會有一目了然的時候。體會健康有一種特殊境界，不用眼睛體會，不用腦袋體會，是用身體體會，是在行進間體會。當問到「早餐重要不重要」的問題時，看看自己，原來還是坐著學習，難怪！

健康維言集

就排除毒素的角度，睡眠最重要的意義
在於給身體充分的時空從細胞內挖出毒素。
千萬記著，所有毒素在睡醒那一刻，都還在身體內，
不是上一兩次廁所就得以清除，
如果食用豐盛的早餐更加干擾了毒素離開身體的路徑，
我們應該採用的優先順序不是不吃早餐，
而是審慎思考早餐應該選擇的內容物。
這個道理想通，進行幾個月，
有機會領悟健康其實需要一個明晰的思辨，而不是盲目的順從。

有疑慮 就該丟掉

《斷捨離》作者山下英子：「探討如何丟東西時的用字遣詞，就可以看見人們內心深層的一面。」

我開始思考對於物質的享用與擁有，也是在人生走過一段低潮之後，汲汲營營追求獲利的過程，經常適得其反，而且損失慘重。我發覺自己太輕忽風險因素，我承認自己太過魯莽，我體悟到美好人生必需先確認優質的心態，而這種體會則一直出現層級上的精進，直到我完全領悟健康的道理，正向與樂觀的人生觀終於到位。

我觀察到空間中的物質存在，是使用中，還是存放著，或者說，是有效率的運用，還是沒有意義的堆放。腦袋記憶的空間真的有限，除非學過特殊記憶，除非東西或事情已經存放在永久記憶中心。舉衣服的例子，應該不是女生的專利，一旦數量過多，有一件衣服在衣櫥的空間中被主人遺忘，它的命運居然是佔了一點空間，可是從來沒有拿出來穿過。

擁有是很奇妙的感受，不一定是虛榮，不一定是安全感，就是很喜歡，就是希望可以得到，可是此刻的喜愛，可能是另一刻的厭惡。「長壽村沒有祕密」是我上一本書的標題之一，對應的是文明世界的豐衣足食，深刻體會到的就是擁有的禍害，就是太多與太滿的災難。衣櫥和鞋櫃變成倉庫，不虞匱乏的結果是剝奪了我們生存的空間，現代人不健康和不快樂，罪魁禍首是太多擁有。

整理整理冰箱吧！即便是冷藏，食物也不能永久的存放，冰箱是暫時存放食物的地方，不是永久堆放的空間，當然也不是廢棄物借宿的旅店。就很詳實的檢視你的冰箱內容物，存放的有多少是「可惜」，有多少是「節省」，有多少是「打包」文化的產物，在念頭中，這些東西是錢的形象勝過於是食物的印象。打包食物的人在幾天之內不致於忘記冰箱內的庫存，微波爐最方便之處就是讓食物的剩餘價值復活，一般人甚少在把食物重覆加熱的行為中，留意到毒素的存在，或是身體處理食物的負擔。

不是危言聳聽，我們在日常生活中，錯把牛糞當成黃金的實例不少，我們把應該要丟棄的食物收藏起來，還大量收藏最終在清掃房子的時候被丟掉的物品。東西放到壞掉，最終命運當然是丟掉，我不禁要聯想到我們的人體，看到在急診室哀嚎的急症病患，看到在病房長期住院的重症病患，放任身體到幾乎快要壞掉的程度，在醫護人員的經驗法則中，很多病患的身體都已經到了應該被老天回收的程度了。

我反覆思考「有疑慮就該丟掉」這句話，這不就是一種很務實的風險管理？在健康的範疇中，這不就是一種積極正向的健康管理？聚焦在冰箱之外，最應該出現疑慮的存放就是離我們不遠的地方，就在我們身上的某處，包括我們自己都很熟悉的不當堆放，還有完全沒有知覺的藏汙納垢。腰圍無法造假，自己清楚，身旁的人也可以用眼光丈量，除了是脂肪細胞的堆積和膨脹，經驗告訴我，那是身體腸道宿便的另類指標，是身體大量囤積廢棄物的外觀表現。

宿便是百病淵藪，這不是新資訊，也不再是由我來告訴你的最新觀點，可是因為看不到，也就可以很合理的不理會。我長期的觀察與體驗是這樣的，如果你吃肉，如果你重視飽足，如果你熱愛熟食，如果現在很胖，或者你曾經肥胖，如果你身上已經有屬於自己的體味，如果你已經步入中年，可以很肯定的說：宿便已經是你的基本負擔。時下的現實狀況已經超出我簡單的區隔，宿便和胖瘦無關，和年齡無關，和男女無關，和我們的飲食文明息息相關。

如果你無法想像身上承載了三公斤的微生物，你當然無法相信自己身上每天攜帶著五公斤以上的宿便外出，其實體味的濃烈程度在在反應身體內的宿便多寡，只是習慣了，當它不存在就好了。所有精通健康學分的人都在斷食的洗禮中頓悟，原因無他，就是親眼見證自己身體徹底執行宿便的清除，都是在不吃東西的勵精圖治中覺悟，在豁然開朗之前，還必須先突破自己的主觀和恐懼。我見過各式姑息自己的眼神，知識障是一種極端，鴕鳥鬪是另一種障礙，還是眼不見為淨，不做就永遠不會知道。

進行斷食的勇氣是一種非常另類的照妖鏡，最後遲早還是會以現世報的姿態呈現，這是我的經驗法則中最有趣的紀錄，很多人向「物質不滅」勇敢挑戰，很多人甚至打死都不願意相信「身體有智慧」這件事實。「我每天都有排便」是他們的一貫陳述，排便變成一種向自己交差的功課，殊不知每天多留一成的食物殘渣在肚子內，一年可以堆成什麼樣的景觀。

人就粗分成這兩種了，一種積極，另一種消極，前者接受事實，承認錯誤，進行改變；後者則戴起面罩，穿起防護衣，躲在帳篷內，更加逃避現實的，直接躲入地下室內藏起來。一位英國婦人吃生食七年的新聞在媒體批露，重點擺在當事人年輕的外表，記者把國內中醫師的言論補述在新聞內容之後，大意是國人不適用，因為體質不相同。七年的實證比不過專業的一句話，記者的新聞稿要觀眾和讀者吸收哪一段，用意相當明顯，人家是人家，我們是我們。

可是我從積極與消極的對比中，很清楚看到我們社會求知態度的沉淪和不長進，就好像西方醫學曾經從死人的解剖斷定人體沒有經絡存在一樣，沒有勇氣的人可以直接用專業來當擋箭牌，沒有經驗的人可以憑藉證照在媒體大放厥詞。被很多主流醫學人士評論成偏方的肝膽淨化就是另外的案例，有多次實證經驗的人清楚肝膽淨化的重要性，即使過程不是那麼的習慣，可是淨化有一個明確目標，就是讓廢棄物徹底和身體脫離。

其實我們的臉上真的暗藏玄機，除了氣色和皮膚的光澤外，臉上逐漸黯淡的斑點都是肝臟毒垢過量的訊號。不要再討論相信還是不相信，有任何疑慮，就該丟掉，冰箱裡面的東西成立，身體內多餘的東西更是無庸置疑。健康除了丟垃圾，還是丟垃圾！

健康維言集

家中冰箱裡面有存放其實理應丟棄的食物嗎？
廚房的廚餘桶內還有廚餘沒有清除嗎？
我們的身體其實就是這兩種場景的綜合，
我們不健康都是來自於這些不應囤積的囤積，
健康就是養成第一時間把垃圾拿出去丟的習慣，如此而已。

第七章

關鍵不在學習，在動機

救因還是救果？

《最衰者生存》作者莎朗莫艾倫（Sharon Moalem）：「沒有辦法致我們於死的病，就能讓我們更加茁壯。」

曾經有一段信用卡前身的時代，印象中的名稱是聯合簽帳卡，是一種短期週轉的概念，是不需要攜帶太多現金的方便性概念，很重要的部分是它不提供最低繳款金額，必須全額繳付。有點類似進貨之後隔月收帳，有其方便性，也有充分承擔的實質，早期使用這種信用卡沒有預支信用的概念，只有負責任的享用。前因後果之間的距離很近，中間又有承擔力來把關，呆帳不多，社會負擔不大。

最低應繳金額感覺上是權衡，是不得已的應變措施，事實上，不得已由自己創造，是念頭回應了方便之門，我們應該都清楚，整件事的關鍵在慾念。一旦生意概念置入，獲利目標明確，金融單位設計了一套合法的吸金模組，套用的程式就是人性，表面上一定是願挨與願打相互取悅的和諧畫面。放大到社會面，擁有信用卡的人多，因此而負債的人也多，銀行在這塊負債的大餅中拔河，消費者在利率與額度的誘惑下找尋取暖之處，結果變成原因，結果擴大了結果。

如果這是一種社會問題，如果這是嚴重的社會病態，如果我們不去在乎賺錢的銀行家有多麼狠毒，或許我們長期生活在一個不問原因的環境中，突然會有醉生夢死的感嘆。處理結果肯定解決不了問題，不明究理的處理也一定愈處理問題愈大，這同時也是我們所處醫療環境的現況，所有處理健康的方式都距離真正原因很遙遠，我們沒有本質的概念，只有結果的聚焦。不是病人如此，醫生也是如此，畢竟他們所接受的訓練都是這樣的思考，不需要再去探究生病的最根本原因。

我有機會深度體會斷食的好處，沒有刻意，生命就很自然引導我發掘到如此深層的體驗，甚至於協助我創造有勇氣執行斷食的因緣際會。很多人對於我們推廣斷食的態度不置可否，也有人覺得我的主張太過激進，從不健康的全面呈現探討，斷食就是遠離結果的一種方式，斷食絕對是帶領身體回歸健康的一條神祕的道路。有高比例首度聽到斷食就搖頭的個案在我的經驗法則中，我深知這是一種思考的魔障，因為習慣在結果上做文章，因為喜好在目的地插旗子，忘了路不只這一條，忘了世界還有更多豐富的資源等著被我們發掘。

前面提過的「解決問題」或是「把握機會」，忙著解決問題的人是很有可能忽略了所有潛在的機會，這是一種聚焦現象，也是我回頭檢視自己成長過程，所有教育模組的集體偏見。聽到斷食就搖頭，心中瞬間衝出「不可能」的高速傳導，好比聽到不可思議的新資訊，完全都不需要求證，心中馬上明確回應「不相信」。我的確觀察到不少習慣做結果式思考的人，那種主觀意識強烈到築起一道心牆的人，其實我極度篤信，如果少掉位階，如果沒有身分，如果抽離在骨子裡的傲慢，我們身處的世界不但多了健康，也多了和諧。

思考現代人的腸道亂象，最近距離的忙亂在食物的消化，進一步往後可以推到口腔的咀嚼，可是這終究還不是源頭，因為還有想吃的念頭，還有飢餓的傳導，甚至於是創造誘惑的環境。漏水的處置除了處裡濕掉的地板，當然還得找出滲漏之處，應該關掉水源總開關是當務之急，修復水管和擦拭地板都是其次的工作，這麼簡單的道理，在門診的空間被擱置了，在大快朵頤的空間被遺忘了，在堅持不願意斷食的執著中，被冷落了。

必須再深入因和果的討論，一位病患因為結腸長了腫瘤而入院療養，由於腸道淤塞嚴重，除了清除腸道廢物外，醫生評估手術切除以及裝腸道支架，因為病患不願意接受人工肛門的處理方式。重點來了，躺在病床上的病人早已被醫生下令禁食，所有營養供輸都來自點滴，我們很理解這種情勢，發生在你我身上，接受是絕對不需要考慮的意念。這一切都是我所謂的結果處置，是被動的處置，是不得已才進行的處理，在我的健康藍圖中，這是最典型的死胡同，是永遠無法破解健康迷失的死路。

是讓醫療要求你斷食，還是自己主動安排斷食？這是很簡單的邏輯，是消極還是積極，是被動還是主動，其實答案很清楚，你只是隱藏了勇氣，只是不習慣這種超乎想像的改變。回到前面的案例，腸道塞住了，不能吃了，跟據我對一般人腸道生態的理解，不是大塞，也是小塞，因為還不到解決問題的時候，當然永遠不會有抓住淨化的機會。只要一段時間不再進食，身體自然有清除淤塞的實力，道理原本存在，能力就在自己身上，竟然有這麼多人選擇不相信自己的身體，選擇放任自己的無知。

腸道塞了應該斷食，不管大塞還是小塞，那麼血管塞了呢？這是一段更為遙遠的淤塞，感覺還可以繼續吃，感覺還有空間可以囤積，事實上不然。在我的健康圖象裡，更遙遠的更無形，更容易讓我們忽略的風險更大，血管便是製造瞬間病痛的最大宗因素。沒有感覺自己的血管或腸道有任何淤塞嗎？直接檢視自己多年來的飲食習慣，觀察自己皮膚上的光澤度，摸摸自己的腰圍，想想自己每天的排便狀況，幾乎沒有鴕鳥的空間，每個人都應該很清楚自己身體內部的真實呈現。

那個可怕的結果好遠好遠，還是根本就是近在眼前？微小靜脈塞了幾條，大動脈塞了大半，腸道塞了各種奇形怪狀的廢物，外表看起來則是正常得很，你可能仍然以生龍活虎來形容自己的身手。在處處只會處理結果的世界中，我們忘了事情一定還有本質，我們也遠離了身體本有的能力和智慧，我們把原因拋諸腦後，我們把道理活活埋葬，我們不懂飲水思源，這不就是人類世界最寫實的面貌？

健康維言集

因為這樣，所以不能怎麼樣。

這是一般人的思考邏輯，健康的絆腳石。

建議轉換成：因為可以這樣，如今可以怎樣。

不論是超越，還是穿越，你必須突破不能怎樣的這樣。

健康來自豐富的宇宙資源，那種不足或有限的框架必須解除。

請尊重你無敵的身軀，用力拆解不斷限制我們的醫療思維。

處方箋與白老鼠

《零極限》作者伊賀列卡拉修藍（Ihaleakala Hew Len）：「如果一個人尚未準備好要達成某件事，他便無法保持那份把目標顯化成實相所需的能量。他們會放棄，也就是說，雖然有正面的意念，但是更深層的某些東西並沒有和意識上的渴望達成一致。」

「沒有人反對額外多賺一點錢」，這是我認識的一位傳銷大領袖的名言。這句話帶出行業特質與從業動機，某個角度，這句話完全沒有瑕疵，可是我卻相信傳銷這個行業的社會印象和賺錢的不二動機息息相關。利潤分配如果合理，付錢的人所得到的效益相對等值或超值，我相信不會有太多的爭議，當然是人的行為和動機超越了份際，或許是承擔和誠信的不當製造了不必要的爭端。

我有豐富的溝通經驗，尤其是面對面的真誠溝通，人與人之間可以心連心，透過眼神很詳實的傳達誠意。當所有談話內容都是為對方立場設想，都是以對方的利益為最大考量時，通常會是一次可以輕鬆達成共識的會談，經驗告訴我，關鍵總是在對方的利益是否是真的利益，我們對於事情真相理解的程度是否足夠。說明白些，我們其實是為對方著想，可是事實不然，最終發展的結局不是原始的盤算，也就是我們讓對方承受了不應該有的損失或痛苦。

我談的是一個社會學分，這也是從我踏入社會之後持續在我眼前上演的人性戲碼，最後剩下兩種面相來詮釋人生，一種是成熟度，另一是承擔力。前者著重深思熟慮的功夫，強調明白辨識的能力；後者是收拾殘局，負起責任的力道。迴避與面對經常在那一念之間，推卸或承認也經常就是那一兩秒鐘的測試，多數人都在熟齡之後才有機會想通這些道理，有那麼一刻，會清楚看到自己的生命態度，是繼續蹉跎，將錯就錯，還是鼓起勇氣，扭轉一切。

畫面是醫生的診療空間，除了醫生和病人，還有一位護士，護士的念頭很單純，只要完成醫生的指令，把處方箋交到病人手上，把服用藥物的細節交代清楚。這個話題沒有針對性，我只是從病患的心態去觀到最終的結局，我也從醫生的心念去評估事情的意義，很多醫院的慢性病科別在我的視窗中，只是一場鬧劇。聯想到一位傳銷從業人員和朋友溝通偉大事業的畫面，大家其實都沒有本事把事情的結局看得太遠，可是分明都把事情談得很遠。

先讓對方點頭，先讓對方有意願，先讓對方把合約書簽了。病人期望醫生可以在最短時間治好他的病痛，好比需要事業機會的朋友；醫生除了滿足病患的心願，深知這是長期抗戰，病人必須重覆回來門診，好比事業商必須重覆消費。我把門診大夫比喻成傳銷從業人員，在社會印象上或許不太對稱，在行業形象上或許落差太大。唯獨在事情沒有對症的本質上，在結局普遍不太美好的現實中，在事業成功的形象和方式上，在不需要為不幸結局做出任何承擔的實況中，在白老鼠普遍存在的真相中，兩種角色的確有相當程度的相似。

醫生即使對藥物有強烈信心，藥效終究達不到身體健康最究竟的本質，就在現今錯綜複雜的身體症候中，醫師處方其實充滿了嘗試和不確定性，必須跳脫這個空間之外，健康方有探討與實踐的可行性。可是幾乎在上了年紀的族群中，「不吃藥會活不下去」的意念是一種共識，這也是存在於我們生活周遭非常普及的「健康意識」。如果說效果是一種考量，還不如說業績是唯一選項，更不如說利潤是最後的定奪，不是說不能有營利色彩，是這些銅臭味掩蓋了訴求健康的原則。

我打算引導你認識一些我們相當陌生的空間，其一是藥廠的研究室，其二是藥廠的股東會，其三是藥廠的業務會報。從「生病了就得吃藥」的認知，到「有些病永遠治不好」的念頭，我們唯一看不到的是藥廠股東愉快數鈔票的畫面。如果有一種已經被核准上市的新藥，而且是市場迫切期待的新藥，你一定得看到業務員摩拳擦掌的畫面，因為只要出擊，就一定大展鴻圖。當局者迷經常也是人生的現實，願打與願挨也是市場不可或缺的兩造，只要想想單獨面對自己的時刻，必須很清楚聽到自己真切聲音的那一刻。

當生產益生菌或是酵素粉末的廠商有填充物的成本考量時，塑化劑找到生存的空間；當生產食用油的廠商有增加利潤的考量時，棉籽油出現廣泛應用的空間。類似的案例可以條列下去，就在消費者把食品或藥品往肚子裡面放的同時，白老鼠效應是真實存在的，很多添加物看不出立即的危害，藥物的副作用也不會在第一時間出現可觀的症候，經常是沒有害人的意圖，卻有傷害人的實質。

我的權益和你的權益如果不能兼顧，我的利益和你的利益如果無法兼備，在營利的世界中，只要多一點唯利是圖的氣氛，幾乎就是眼前世界的所有呈現。可是討論相關議題經常會有無濟於事的感嘆，就像醫生對著病患的檢查報告搖頭的時候，就像身體的免疫大軍已經完全解除武裝的時候，時機總是人性最艱難的考題。白老鼠的結局總是不明不白和死無對證，看到寧可扮演白老鼠的最高等動物，類似於看不到生命真實意義和健康本質的不知不覺和後知後覺。

健康如果有時機的考量，只有一個絕對明確的答案，就是「現在」。就在我所接觸的所有個案中，就像我現在持續在輔導與關注的親人和朋友當中，人們最擅長的行為模式就是拖延，反正不急，下個月吧，以後再說吧，等到我手頭比較方便的時候再考慮吧。我曾經也一度後知後覺，面對在我面前閃躲的眼神，他們或許知道，所有不健康的結局都在我的意料與預言中，或許他們也知道，悲痛和悔很終究是人生無法規避的劇情。

健康維言集

我的工作是在你心中種下透過危機意識而產生的動機，這是願意催生改變和行動的強烈動機，如果你做了，所有的好處和功勞都歸自己的努力；萬一你選擇原地踏步，最後讓醫生來處理，我依然是距離你最遙遠的印象，畢竟我的提醒屬於多數人沒有實質感受的耳邊風。

切記，保養無形，治療有感，可是兩者只能選其一。

痊不代表癒

《癌症不是病》作者安德烈莫瑞茲（Andreas Moritz）：「就在此刻，數以百萬走在路上的行人，一點兒也不知道他們的身體正帶著癌細胞。同樣的，也有數以百萬的人們，在毫不知情的狀況下，癌症自然痊癒。」

有一個和這本書相關的場景，就發生在出版社的會議室，除了我之外，就是總編輯和主編。我們談到出版好書還是絕對賣錢的書，現場的成員都很清楚，這是兩種截然不同的價值定位，這是我長期扮演創作者所體會的道理，內容的穿透力和影響力截然不同於銷售力。我並沒有立場幫出版社定位，只是期許頻率相近的共振，只是期望能共同從社會教育的方向去做對的事。

企業主可以有非賺錢不可的信念，而獲利是整體，是全面的結果；是終極目標，不是短程目的。棒球隊的先發九人不可能棒棒強打，贏球不一定仰賴攻擊，守備也會是贏球的一環，球季的整體戰績才是最大考量，打進季後賽應該是最高謀略的重心。長程思考究竟才是生命最必須養成的一種慣性，就生命的路程而言，路徑是學習和體驗，是犯錯和修正，是跨越和提升，最後才是結果和論證。

我說的是理想嗎？也不全然，可以是一種境界，也可以是一種人生價值，生命在求學與就業、創業與成功之餘，最終還有蓋棺論定的定奪。當然，這或許還不能代表完全的定案，時間還可能繼續創造出可觀的典範效應，無形的精神層次還可能繼續延續無邊際的影響力。我確信出版社的業主有兩種腦袋，不方便透過對錯裁定他們的觀點，也不容易在短時間之內看出其企業價值，只是當我確認自己的人生使命之後，很清楚知道自己應該合作的對象。

我曾經和一群負債不輕的朋友討論財富和快樂之間的關聯，在缺乏深思熟慮的前提下，兩者之間的連結很快而且很明確，可是在經過分析和佐證之後，排序很快出現改變。環境與成長背景影響了我們的價值認知，如果不是事件，如果不是谷底效應，如果不是抓住往上攀爬的繩索，如果不是視窗一直更新，或許我還在「顧皮肚」的思考中匍匐前進。解決眼前的需求其有當務之急，因為必須顧及呼吸心跳，因為必須要活下去，因為必須要安穩的度過每一天，因為食衣住行都是費用。

讓我想起求學過程中的每一次大考，無論是學期中的期中和期末考試，我的態度是戰戰兢兢，同時留意到很多同學不當一回事的一派輕鬆。最後從結果論分析，我不解自己一貫的緊繃，我也不懂為何曾經如此短視，所有價值都在我看清楚醫藥產業的唯利是圖後明定，也在我明瞭身體是如何看待健康之後貫通。所以動機是點還是面，觀點是長程還是短視，結局將大大不同，我堅信為了賣書而寫書終將寫不出好書，和為了考試升學而讀書有異曲同工之處，一點都不歡喜，完全不符合內心最真切的價值。

有一種公式記錄在幾位癌症醫師的著作中，你可以形容他們為「得過癌症的醫師」，你也可以詮釋成「專門治療癌症的醫師」，因為他們共同記載了我所謂的「盲點」。病人在癌症初期被醫師發現並給予治療，通常是手術和化療，故事的前端叫做「慶幸」，因為病患回家之後，過著快樂幸福的生活，能夠在癌症的陰影中全身而退，誰不雀躍？只是每一本醫師著作都記載「復發」，同樣的病，同樣的器官，同樣的恐慌，這一次可能沒有同樣的幸運，為什麼？

我的解釋，因為同樣的生活模式，同樣的美食誘惑，同樣的懶惰和遲鈍，可能加了同樣的緊張生活，故事的後端叫做「傷痛」，故事的名稱應該就是「輕忽」。針對「輕忽」，一位長期為癌症病人奉獻的女士說出她的理論：「從鬼門關走過，很多人反而太過輕忽，認為癌症沒什麼，在生活上反而擴大放肆的層級，被拯救的美好卻導致疾病貨真價實的蒞臨。」這是一位熟悉重症心情的言論，不怕癌症，不代表容許醞釀癌症，熟識癌症，也不代表可以隨意進出癌症的情境。

人生事都一樣，失敗一次不代表沒有第二次，扳回一次頹勢不代表下一次一定順利，復原不代表健康，還需要正確的態度持續維繫，尤其有癌症病史的人，他們沒有大意的本錢，他們沒有放肆的資格。我並不打算太去責怪生病的人，這些人都在承受自己長期的過失，我的指責完全沒有舒緩他們病情的實力，我比較在意的一直是帶著大眾一起迷路的專業人士。掛號的人數滿了，醫生的時間沒有了，認真思考的時間和空間都被壓縮了，病人期望快速康復，醫生也不再是長期保健的專業諮詢，路上到處都是不知道路上坑洞原因的填補工人。

我從小在父親的診療空間中體驗人類的價值觀，那是生病的人祈求療癒的地方，這種被歌頌的速成價值一直延展到學業和金錢的重要性，曾幾何時，我在急功近利的供輸中生存。一路上，類似的價值認知把人分成為兩種，有地位和沒地位、有成就和沒成就、成功和不成功，可是一場大病可能就摧毀了所有的一切，幾乎有可能是一次心絞痛就重新歸零。凌駕一切表象的價值翻新了我所有過往的價值，人生所有面向都得審慎理解，生命的意義超越一切，照顧好人身法船當然找不到任何姑息的空間。

消炎是不夠的，止痛是無濟於事的，化療的意義是值得重新評估的，康復了又如何？檢查報告都正常又代表什麼？消極永遠不可能找到健康的正解，被動絕對不可能抵達自信的境界，表面功夫的邏輯終究是聰明人類最丟臉的策略。醫療有其存在的意義，可是遠離醫療才是真正全然健康的信念，我在「痊不代表癒」的邏輯中敲碎醫療的匾額，還給健康真正的清白。

健康維言集

我很清楚看著跟隨我學習健康的學員，深知不能給魚，必須給釣竿；只能給大方向，不能給太多步驟和方法。願意拿釣竿的，願意走大路的，我的經驗，都是把視野放很遠的人，都是律己甚嚴的人。

都是我的錯

《與神對話》作者尼爾唐納沃許（Neale Donald Walsch）：「唯一一條讓你向前邁進的路是問你自己：如果每樣我認為是『錯』的事，事實上是『對』的，會變成怎麼樣？」

屈指一算，我已經整整十年沒有感冒，這是一則資訊，沒有任何炫燿的意思，之所以記得清楚，因為對比太強烈。過去的我換季肯定感冒，尤其是秋天轉冬天，我把自己的體質歸咎給不到五千的白血球數，而且堅信冷空氣是我很明確的過敏原。由於自己具備些許專業背景可以連結，為自己的身體狀況找到合理的解釋之後，感冒只要發生，就當它存在，自己的解釋永遠給自己最滿意的答覆，這是腦部意識和身體意識之間的約定，也是認定，讓事情的發生合情合理的認定。

認定是一種指令，它很奧妙，就在身體的神經傳導之中，我這十年最大的不同是多了另外一種認定，叫作自信。經過很奇特的翻轉過程，都在我的念頭與行為同時轉變之際，首先是承認錯誤的指令，就在我重重質疑自己，甚至指責自己過往荒唐的念頭之後。非常明確的，我把信任的方向轉向自己的身體，我確信它會堅強，我知道它會復活，因為我找到如何照顧它的方法，因為我知道如何體恤它的吃法。我主導了整件事，我見證了這件事，我親自為自己所犯的過錯負起責任，我非常明白的告訴自己的身體：我錯了！對不起！

犯錯是生命很重要的一部分，錯誤之後修正，修正之後進步。有一種經驗是這樣的：犯錯之後可以輕鬆遠離，因為有人會收拾，因為會負起責任的大有人在，因為不需要負責是一種慣例，也是習性。身為家長的我們，也曾經身為備受呵護子女的我們，甘願擦屁股是在什麼樣的情形之下，是什麼樣的起心動念驅動我們主動清洗了汙穢，當然是愛，可是那是溺愛。不再是需要呵護的年紀，可能已經不認識承擔的長相，因為從來不需要在意犯錯，因為從來都不知道認錯的滋味。

有一種員工是隨時等待工作的指令，有一種小孩是必須家長在場才懂得禮節，經驗告訴我，這種員工應該要開除，這種小孩的家教應該要重修，可是這種現象常態性的存在。可以思考放任的後果，像這樣終其一生都在怨天尤人的情緒中生活的人很多，或者從來都沒有人提點，或者他們也不會理會任何人的糾正，或許他們也從來不曾想到，這就是一種生病的性格。每當我們把負面訊息傳遞給自己的身體，或者是推卸責任或是抱怨的時候，或者是無法承受失敗或被處罰的當下，身體的內分泌平衡失去了重心，免疫系統失去了準心。

生病是一種指令，當我們搞不清楚這種因果關係時，當我們持續把情緒垃圾往身體的深層堆積時，當我們總是用無可奈何的態度來面對疾病的侵襲時。是的，應該要反過來，和自己的免疫系統充分對話，賦予自己的身體全然的信任，對自己的內臟和器官將心比心，這種意念將投射到行為，我們會用實際行動還給身體最清淨的內在。我一再奉勸朋友斷食，道理很簡單，走在那條路上的過程，有充分的時間可以欣賞路上的風景，所有體會和信念都在路途中上揚，除了感受到身體的意識，同時知道身體用最大的努力在回應自己的誠意。

我終於有機會看到一個夠客觀的結果，在健康的癌症病人身上所展現的法則，那是一種生命態度，除了自信與承擔之外，就是他們都在最關鍵的時刻認錯，對自己的身體大徹大悟的懺悔。這個事實完全不需要爭辯，那些最終還是向病魔屈服的，那些從頭到尾一直信心搖擺的，那些從來不把身體意識當一回事的，其實都等同於從來都不願意認錯的。只是向自己承認犯錯，只是最坦誠的面對自己，只是和自己的身體實實在在的說話，很多癌症患者不是沒有勇氣，是沒有道歉認錯的習慣，即便只是關起門來的反求諸己。

就在本書的各個角落，我安置了承擔與認錯的資訊，期許這是我們所依存的社會氣氛，期許有一股內省的力道隨時在鞭策著我們。十多年前，我從柯維大師的「高效率七大習慣」中，發掘出長久被生命所遺忘的核心價值，接著有一段不短的時間，我讀遍柯維的其他相關著作，我也很認真的聆聽他的演講光碟。在他很多講座內容中，我已經聽出他有激勵他人尋找內在聲音的強烈動能，後來柯維大師的《第八個習慣》問世，重點就擺在「內在的聲音」。我感受到良知的震盪，我同時也搜尋到認錯的勇氣，相信這是人類聚集的場合中嚴重失落的氛圍。

病痛是負面能量和磁場的共振效應，醫院當然是一種負面磁場，身體的免疫力低下也是忙碌、疲憊、情緒低落的集合效應，生病除了不得已之外，在很多人的念頭中，竟然是生命過程中的必然。尤其在病入膏肓的情境中，那種情緒與自癒力都在谷底盤旋的惡性循環，我知道人類的身體是造物與演化登峰造極之作，竟然有人寧願把身體帶到一個無可救藥的田地。其實關鍵在轉彎，類似汽車的迴轉，就是轉個方向行進，這是任何時間和任何狀況都適用的抉擇，意念轉變了，態度轉變了，方向就轉變了。

迴轉之前必然先有減速和停車的動作，不是因為紅燈，是因為發現錯誤而承認錯誤，踩剎車的動作就是認錯的一種表現。我的清晰定見，沒有所謂不治之症，只有不願意認錯的堅持，而且堅持經常就是錯誤，不相信也經常創造更大的錯誤。讓氣氛來引導認錯也是一種嘗試，在我長期投入的淨化營隊中，我們帶著學員對著自己的肝臟說話，我在這裡披露由營隊劉硯中老師所撰寫的「肝先生肝小姐的吶喊」：「我想休息的時候，你可曾放過我？我不能吃的，你可曾問過我？所有的痛苦，我只能默默承受！多愛我一點，我肝願服侍你到永遠！」

或許向你的肝臟和胰臟認錯，會是找到健康自信的第一步！

健康維言集

那些很愛生氣的人，很喜歡賭氣的人，動不動就生悶氣的人，
負面的毒素長期往身體輸送，
不利於健康的淤塞持續在生理面發生。
偏偏是這些愛發脾氣的人都同時又是不願意認錯的人，
誤打誤撞的結果，
人們當然更相信癌症就是絕症的說法了。

重複消費的動機

《大難時代》作者瑪格麗特赫弗南（Margaret Heffernan）：「原本的規則是：好好診斷、好好溝通、好好手術，新的遊戲規則變成：好好賺錢。」

我們這一代歷經了市場的各種重大變革，從小雜貨店到便利商店，從沖洗底片到全面數位，從呼叫器到智慧型手機，從辦公用電腦到全面個人電腦化，從店面銷售到無店舖販售。世界在變，生意結構在變，生意再怎麼轉變和細分，兩種角色永遠不會變，就是花錢的人和收錢的人。生意人也粗分成兩種，厲害的和不厲害的，有良心和沒良心的，成功的和失敗的。抽離掉良心和成功因素，生意頭腦一般泛指輕鬆將消費者的錢轉成自己的能力。

賺錢不是罪惡，員工向企業主領錢天經地義，醫生向病患收診療費不會有爭議，從客戶帳款中獲利也理所當然，可是值得探討的是生產端的起心動念，還有獲利端向市場發出的資訊真假。成功的獲利機制中應該含有專業與熱誠，應該不乏真誠與用心，通常這些元素在服務中展現，在產品中呈現。即使你是上班族，你也代表獲利體系的一環，即使你只是通路系統中的小盤商，當賣給消費者的物品隱藏了風險和傷害，當消費者花錢所購買到的是潛藏在生命中的毒害，你如何能視而不見？

有一種生意模式，消費者進入系統之後，將永遠留在系統中，不會離開。因為消費者以週或月為單位重覆購買商品，實際上他們以日為單位使用商品，更有甚者，他們以每一餐為單位使用商品。看到這件事情的美好，絕對必須從生意獲利的角度，合理的推斷是消費者愛上了商品，商品太優質導至消費者欲罷不能，或者售後服務和貼心的企業文化拉攏住消費者的向心力。不是我心眼不好，不是我思想負面，我卻看到這件事情的邪惡，我看到醜陋的人性所主導的觀念偏差，我看到社會價值觀的集體淪落。

糖尿病只是冰山一角，卻也算是極地大冰山，散落在各個角落，身為現代人，身為健康觀察家，糖尿病散佈的事實經常令我感覺驚恐。如果這是共犯結構的故事，不是預謀，不是智慧型犯罪，卻是全世界最有默契的串供，錯的是血糖不小心飆高的人，註定終身買單的是被醫生認定得了糖尿病的人。記得我很小的時候，有一度喜歡到廚房偷吃方糖，應該是當時大人們用來泡咖啡用的，當時沒有被醫生老爸抓去驗血糖和尿糖，否則我會是西醫眼中不折不扣的糖尿病患者，拉長故事的時效，我可能因為偷吃糖而罹患一輩子必須服藥的慢性病。

如果有某一種很值錢的魚類，在上游就被抓光，下游就沒有機會吃到，這就是有機會接觸檢查和診療的人得到糖尿病，而遠離醫療的人很少罹患糖尿病的原因。我透過運氣的觀點檢視了所有我接觸到的糖尿病個案，進而深入探討整體現象面，所有患者都很無奈，也都很無辜，飯前一定吞那幾顆藥丸的，掀開肚皮打胰島素的，這些畫面經常令我有對醫療產業興師問罪的念頭。我確信他們八成以上都不應該是糖尿病患者，只是缺少正確飲食的觀念，只是誤信不應該相信的對象。

「疾病行銷」是近代的特產，目前已經不需要醫生鼓吹，不需要媒體渲染，不需要藥廠做廣告，陣容最堅強的行銷團隊是病患和家屬。他們的念頭中充斥著「不得已」、「不行」、「可是」、「醫生交代」等戒律，說穿了就是障礙，這些念頭有沒有影響到當事人的人生觀，我的觀點或許不夠客觀，我曾經面對可以侃侃而談的多位糖尿病患者，他們的言談中總是少了信念的足跡。我必須把焦點拉回來，再度進入重複消費的行為和動機，也就是連續處方箋的存在價值，也就是必須持續回到門診的重要性。

沒有要聲討獲利單位的意圖，門診大夫不是主要利潤中心，他們充其量只是披著專業外衣的劊子手，可是局面已經非常明顯，局勢似乎對社會大眾十分不利。大家似乎都不清楚，是不是得了糖尿病，是不是必須要一輩子服藥，決定權在自己的身體，基準必須交由身體意識來把持，而不是一個外人，一個對你的身體一點都不了解的外人。真正的情勢是一大群人病了，而另外一小撮人肥了，焦點還是得回到生產的動機，市場上的強烈需求和獲利需求相呼應。

一定要如此抨擊賺錢的單位嗎？我相信這是不少人心中的疑問，事實真相是沒病的人病了，不需要吃藥的人吃了一輩子的藥，藥物的後遺症和副作用讓吃藥的人愈吃愈病。從諸多無奈的面容去對照龐大的企業體，我在「致癌療法」一文中形容我們所仰慕的專業人士為「白袍黑道」，恐怕讓很多人很難適應，或許從保護費的原始概念去思考，稍加比擬之後，應該會有釋懷的空間。我嘗試不讓類似的論述出現過多批判的聯想，總是有說明的必要，總是有把事實真相揭露的必要，主要意義在於提醒服藥很久的人，一切都不嫌太晚，找回健康絕對還充滿著希望。

舉糖尿病的例子，也不應排除高血壓的普及率，如果加上鎮定劑和安眠藥的市場佔有率，我粗估有六成的藥品重複消費被相關處方所囊括，深覺這不應該是人類值得驕傲的事情。健康有其基本架構，必須排除他人因素，意念和行為、動機和承擔、態度和習慣，都出自於個人的自由意志，不是別人告訴你該怎麼做，不是把自己的人生委由別人來掌控，不是別人架構一種生意模式，我們一輩子當消費者，那種可以稱之為冤大頭的消費者。

健康維言集

糖尿病不會遺傳，是貪吃會遺傳；
心血管疾病也不會遺傳，是重視吃的環境不著痕跡的遺傳。

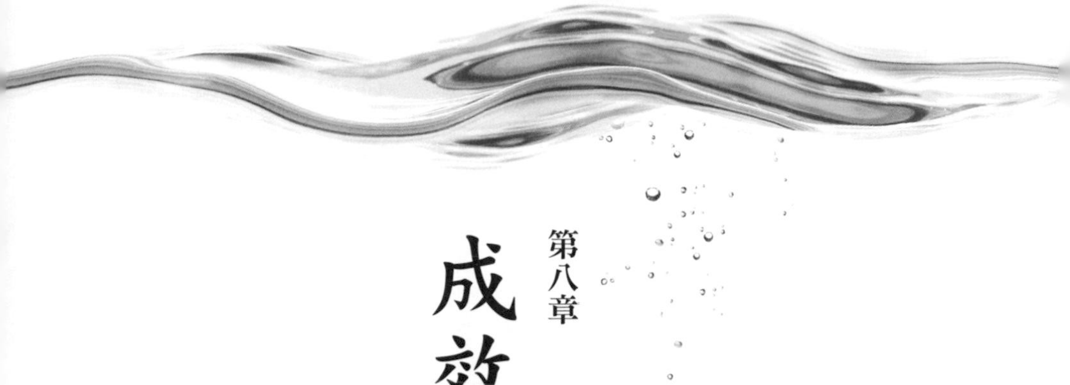

第八章

成效不在執行，在持續

陌生的第一步

《和平飲食》作者威爾塔托（Will Tuttle）：「在無助的動物身上撒下疾病，我們也只能照樣收割給自己。」

有一回在忙完兩天一夜的淨化營活動之後，有感於每位新學員踏出健康第一步的困難，我當晚在臉書寫下標題為「第一步」的文字，內容如下：「第一步，最困難，在深思熟慮之後；第一步，最沉重，在步履維艱之際；第一步，最遙遠，在積習難改之途；第一步，最迫切，在長程規畫之前；第一步，最關鍵，在分秒必爭之局；第一步，最陌生，在沒人看好之勢；第一步，最懷念，在事過境遷之餘；第一步，最珍貴，在萬人皆醉之中。」

我們的生命是多少「第一步」的組合，必要的第一步，錯誤的第一步，關鍵的第一步，舉足輕重的第一步。我們有機會掌握住生命不可或缺的第一步，我們很慶幸沒有錯過那決定生命走向的第一步，有太多神聖的第一步引領我進入不斷超越自己的生命體會，關於健康，我直接連到許多貴人的身影。第一次寫健康書的機緣，第一次斷食的機緣，每一本健康書的起心動念，每一堂課的靈感，每一位學員或讀者和我的因緣，珍惜堆疊出美好的人生。

由於自己特殊的角色，我經常深刻感受身邊的人處理第一步的態度，因而常有靈感在課堂上詢問學員：「健康是不是一堂人性的課程？」，而且在我有靈感提出這個問題的現場，我幾乎都掌握了全場九成的支持度。人真的是情境的動物，我們渴望美好的氣氛，情境改變了思想的頻率，情境提升了我們的動能，情境寫下改變的劇本，情境具備改變人生的實力。情境不用刻意，卻必須努力；情境不要誇張，卻必須真誠；情境不能隨意，你必須用心感受。

我在課堂中銷售情境，我也在課堂中行銷恐怖，因為時勢考量，因為時代背景，因為改變愈來愈困難，因為改變的障礙愈來愈多，愈來愈無形。我有一位從接近三十年軍旅生涯退伍的同學，他的念頭充滿著利他的動能，身為軍中指揮官，他傾全力照顧部屬的權益，他的專業是戰爭，說穿了他是國家有危難時必須倚重的人才，所有國內的重大災難現場，經常是他帶領部隊在第一線救難。在人生大段疏離之後，我們重新連結，他很快理解我工作內容中的情境。

「危險、恐懼、缺乏、不明」是他針對害怕的觀點，他回應的很直接，那是他帶兵多年對人性的深刻體會，當然也是他軍旅生涯的實戰經驗，我們探討到人性面最深層的幽谷，那是一回很過癮的心靈交會。這些心得直接反應出兩種人格特質，我的心得也就是這麼清楚明白，就只有兩大類，積極樂觀以及消極悲觀。對於未知與陌生，我充分理解那種不安和恐懼，好比兩眼被矇起來之後向前行，身邊有沒有引導人很關鍵，信不信任引導人也很關鍵。有踏出那一步的經驗嗎？眼前完全黑漆漆的一片。

第一天入伍的經驗永生難忘，第一天上班的經驗也記憶猶新，這兩件事具備共同特質，時間沒有辦法討價還價，事情幾乎沒有妥協的空間。我們透過辦活動行銷斷食，我們藉淨化活動強化讓身體休息的必要性，我們經由「擇日不如撞日」的思考來鼓勵斷食，讓情境來說話，讓當事人自行做決定。情境的功能是讓消極性格者捕捉到積極，讓被動個性的人喚醒主動的靈魂，這一刻不具有脫胎換骨的實力，還是命運與機會的故事，願意改變的人充滿了機會，命運掌握在自己的手上。

美國社會心理學家艾美卡迪（Amy Cuddy）有一段精彩的生命故事，她十九歲的時候出了導致頭部受創的車禍，被診斷出智商減少了兩個標準差，曾經是資優生的她，被醫生判定無法完成學業，結果她果然多花了四年的時間才拿到大學文憑。進入普林斯頓大學修碩士的第一年，她在一場演說前打算臨陣脫逃，深覺自己根本沒有資格，可是教授告訴她已經對她下了賭注，她必須假裝自己值得，而且一直假裝自己在做這件事，直到自己發現真的在做這件事。與其說這位教授給她的啟發是假裝，不如說教授給了她走第一步的勇氣和動力。

用心走過一次斷食，幾乎都是刻骨銘心，認真做一次肝膽淨化，很多人因此對於健康興起全新的自信。「知識不如嘗試」是我試圖表達的重點，有一種人的形象是口沫橫飛，他們在歡樂的場合帶動氣氛，他們在聊天打屁的場合控制音頻，他們甚至在各自的專業領域出盡鋒頭，此刻在我記憶中浮出很多朋友的臉孔。一個大前提，這些人打從心裡面相信身體需要長時期的淨化，這些都是我近身輔導的個案，少數幾位嘗試了不正規的幾天，接著就在充滿慰藉的氣氛中圓滿落幕，然後在他們心中有一個聲音：斷食我做過了。

真正成功的斷食經驗是具備續航力的，意思是在未來人生中將是重要的信心重拾工具，是一個過往消極被動的人轉而變成積極主動的機會。活在過去的功成名就是不是一種成就，陌生的重要一步踏不出去的事實說明了一切，身體被熟食綁架其實是一種癮頭，丟不掉美食的誘惑其實是一種病態。後面依然需要情境，唯獨屬於自我經營的情境，是在自己的計畫和意願下挑戰陌生，是清楚看到目標結果而有的明確動機。

舒適圈是感覺美好的情境，可是也是危險的情境，現代人養尊處優慣了，養成短視近利的眼界，很自然都變成經營風險和悲劇的高手。身體當出現無法逆轉的情況，由醫療單位發出不能進食的指令，那是沒得商量的決定，總是無奈，總是必須聽話。同樣是陌生的第一步，同樣是遠離舒適圈的第一步，到底由誰來操刀，感覺比較自在？感覺比較有成就？

健康維言集

問問題是好習慣，至少從求知的角度。

可是問問題有時候是壞習慣，因為只要提問就有答案，好方便。

方便之餘，總是忽略了養成，忘掉了承擔。

健康有其問無法究竟的境界，只是知道答案，根本沒有意義。

清楚心肌梗塞的教授因心肌梗塞而辭世，

癌症腫瘤科的名醫也可能罹患癌症。

知道和做到沒有等號，理論和實證是截然不同的兩個世界。

當專家的言論成為媒體的頭條，

當名醫的主張成為網路的熱門轉貼，

我們都被引導至一個和健康無關的情境中，主張別人所主張。

道聽塗說成為主流，一窩蜂成為時尚，健康卻成為階下囚。

每天都往高處走

《硬目標》作者馬克墨非（Mark Murphy）：「當你的目標愈困難，你的表現就會愈好。事實上，因為困難的目標會給你一些挫折，所以更會刺激你的大腦，讓你走出舒適圈，讓你感到更興奮，而驅動你有更好的表現。」

有一種人生經驗，發現事情已經做不下去，發覺自己已經少了那份熱情，確認一切的努力都將白費，必須要接受已經失敗的事實。這種經驗每個人都有，只是事情的規格不一，或者應該說，每個人的生命態度不同，而且面對困境時的成熟度也不盡相同。我們為困境設下停損點，期許自己不再受傷，期望自己不再虛耗，再繼續做下去，只會讓自己更不快樂。

可是人生的困境不全然是這樣的劇情，有一種後面是美麗圖象的困境，有一種我們都很憧憬的困境後情境，是境界太完美而自認為無福消受嗎？非常理性的分析，事實幾乎都只有一種版本，是我們對自己定義了困境，是我們對困境產生恐懼，甚至於可以綜合歸納，是記憶中的艱辛和困難障礙了前進，是我們設定好痛苦指數，然後確認自己沒有勇氣挑戰。

台灣人少有玉山登頂的經驗，高難度的登山運動畢竟是極少數人的活動，可是不擅長登山者如你我，都清楚登上最高峰的意境和成就，一個風險因素就已經讓想法窒礙難行。登上玉山屬於高規格，可以降低規格到一般性的登山健行，每到假日可以看到一群退休人士的集體行動，或者不一定是假日，對不少熱衷登山活動的人來說，這是每日的正常作息，這是他們回應身體需求的例行公事。

年輕時候的我是書蟲，喜愛球類運動，卻不常習慣性訓練自己的體能，幾次假日登山活動就讓我洩底，家人和部屬都曾經見證我在山路中那臉色蒼白的難堪狀。或許也逞強，或許也不服輸，我在沒有衡量自己的能耐下，打算透過速度爭取時效，結果自己的身體完全不聽使喚，血流的供應和氧氣的供輸根本就沒能搭配好。如今回顧過去的自己，深知缺乏時間管理的認知，沒有重複練習的養成，以我今天對健康的體會，過去的我少了挑戰難度的勇氣。

每日持續在部落格貼文，我可以連續不間斷做了五年，自己完全可以理解那種由毅力和持續力所遙控的態度，嚴格說，自己不僅滿意那種成就，也相當懷念過程中的所有辛苦和慰藉。可是撰文畢竟屬於靜態的呈現，我也要求自己進入每日走路的頻率中，而且必須是切割一段時間出來走路的規律性，督促自己嚴謹執行，卻也容許天候因素干擾而休止。不容許自己姑息，卻也偶爾姑息，出國工作不允許，一整天的忙碌行程也經常佔掉了我所有的時間。

常常走路畢竟是事實，我也從持續走路中體會很多身體能量支配的道理，尤其長期走自家附近的天然步道，我從路徑的坡度和爬階梯的辛苦體會到經歷痛苦後的暢快和喜悅。當我知道把焦點放在完成後的快樂，出去走路的動機模式就一直在醞釀，從不健全到完全的俱足，從沒有習慣到自動自發。很多人生道理我們都懂，可以大聲宣稱自己懂了，卻是連執行的時間都安排不出來，連事情的優先順序都無法明確，我深刻理解，現代人嚮往保健養生的罩門在那無法根除的惰性。

有人熱衷慢跑，有人喜歡快走，我個人不喜歡創造無氧境界，也不擅長折磨自己的膝關節，因此我選擇走路，而且必須是走到全身充滿汗水的層級。可是光是走平路還不夠，平路缺乏困難度的挑戰性，必須有坡度和高度，最好是有階梯，所以我出了一個假設性的題目：假如象山在你家旁邊，有一條看不到盡頭的階梯道路近在咫尺，你會怎麼經營自己的耐力和持續力呢？可以去一趟象山，你有機會發現一個精彩的結論：距離根本不是問題，只需要一顆渴望活命和積極尋找快樂的心。

如果你的時間不是那麼難安排，或者，你的時間的確非常不好安排，針對健康或生命的圓滿，兩者其實有一套共通的邏輯。既然距離不是問題，時間安排也不應該是問題，我們有一天都要懂，也都得承認自己的懶惰，甚至願意承認自己價值觀錯亂都行，因為每天都該做的事情，我們居然選擇擱置。目標很明確的事情，方向很精準的掌握了，剩下一件事就是往前走，小步可以累積成大步，一直走就有到達目的地的時候。

關鍵在你確認是自己的道路，而且我想提醒的是：當很多人走在前方的時候，當很多人在後面支持你的時候，你在遲疑什麼？活著就要動，連呼吸和吐納都要學，如何讓筋骨在伸展與左右搖擺中活絡都是學問，如何把腹部呼吸練習到登山活動與靜坐深定時的運用自如，很簡單的議題中充滿了我學不完的道理。好比我喜歡在閱讀中享受貫通，我喜歡從書籍中找尋成長的階梯，知識需要更新，生命需要我們不斷給予豐富的資糧，我有一天想通了每天都要有階梯可以爬的道理。

我喜歡「定期定額」這四個字，很簡單的道理，卻蘊含著極度深奧的哲理。每天給就有高度，每天做就有高度，每天學就有高度，禪修的「依教奉行」也是相同的道理，那小小的一步充滿了禪機。

健康維言集

健康已經是管理慾望的道行，
健康已經是經營時間的法門，
健康終究是善念佈施的境界。

粗茶淡飯與肺腑之言

《挺身而進》作者雪柔桑德伯格（Sheryl Sandberg）：「想要兼顧一切，期待自己每件事情都能做得好，這樣的想法注定讓人大失所望，完美是我們的敵人。」

你曾經生活在表面功夫的世界中嗎？你曾經被迫必須假惺惺嗎？就在那個習慣虛應故事的空間中，你還很適應嗎？試著深入情境中，我們多少都有和老闆或主管一起相處的經驗，工作中或是私生活中，那種必須點頭微笑的氣氛，那種多麼無聊的話題都得呼應的經驗，或者，你的心裡話是那種如坐針氈的尷尬。

不能做自己，某個角度的確不太好受，可是人生必須要有這種經歷，不是虛應故事，而是聽話照做。做什麼，聽誰的話，都能清楚知悉，也知道路的盡頭會有什麼樣的景觀，成功與健康都是你我的方向，都是很清晰的目標藍圖，問題往往出在掌握不到自己的作為。觀察出障礙行動的兩大因素，一是舒適圈太迷人，二是目標太模糊，想想登山越嶺之後的黃金賞賜，即便是一個月的路程，肯定都是捨我其誰的武裝。

聽到中國人瑞的長壽哲學，很簡單的兩個成語，粗茶淡飯和清心寡慾，對於健康已經有基本概念的人會在心中默認。這兩件事不是目標，是方法，是準則，生活在科技文明的時空中，接受這一則資訊的多數人在看看現場的其他人之後，從心底發出「暫時與我無關」的回應，接著強調「那應該是生活比較清苦的人所過的生活」，我甚至聽過「我完全沒有成為人瑞的準備」的言論。

我透過本書強化情境和紀律的重要，置身在繁華的都市中，生活在熱鬧的市集中，凡人不容易跳脫到荒涼蕭條的情境中；我行我素習慣的人也不容易適應紀律嚴謹的團隊生活。我們經常忽略，「境」是可以轉移的，人具備很強的適應力，尤其當所處之境挖出內心深處的真實聲音，我們一旦透過境而找到平靜和喜樂，我們會願意探索得夠深，讓身體和環境結合成為全新的境。

健康終究是很模糊的概念，體重過重的人也可以大言不慚的宣稱自己很健康，就在毫無症候發生的時候；一位三天後中風的人也可以信誓旦旦的號稱自己沒病。我們熟悉的舒適圈也是一種境，熟悉油炸味和燒烤味的境，熟悉漢堡和薯條味的境，熟悉邊看電視邊吃零嘴的境，最為恐怖的實境是我們脫離不了舒適圈的魔境，渴望的目標逐漸黯淡，而且我們拒絕前往。

寇夫曼（Stephen Kaufman）是一位哈佛商學院企管研究所的專任教授，他在任教的課程中分享過「兩樣損失」的情境，那是他個人擔任顧問公司高階主管的經驗。他描述多了個響叮噹的職銜和視野很棒的辦公室之後，物質和精神層次都發生了變化，同事變成部屬，朋友不再是朋友，多了執行長的頭銜，失去了粗茶淡飯與肺腑之言。這裡所指的粗茶淡飯和健康不一定直接相關，形容一種簡樸的境，一種交心沒有障礙的境。

人生是境，是真真假假的境，我們渴望要真，卻沉溺在假，多半時間，我們卻也真假不明。粗茶淡飯是身體所滿意的境，肺腑之言是生活所崇尚的境，其實身體也是境，身體也期許風調雨順的境，不應忽略的，身體時時刻刻對著我們發出肺腑之言，是我們可以審慎回應的真心話。當身體的管道不暢通了，我們感覺到疼痛的訊號；當體內毒素囤積過量時，身體透過各式呈現來警告我們；當腐敗的食物進駐過量時，身體透過嘔吐和腹瀉來清除危害。

我有機會到新加坡去演講，一趟長途的旅程圖的只是播下健康的種子，心中知道任務艱難，依然期許有美好的境即將在當地形成。我極度清楚，現代人必須深刻走過淨化之路，必須非常努力去回應身體裡面的動能，藏汙納垢畢竟不容易透過自然的力量快速排除。因為台灣和新加坡兩地親屬的連結，似乎好像有種子快要萌芽，只可惜斷食對這些朋友來說太過辛苦，粗茶淡飯的試煉還是抵不過香噴噴的美食；肺腑之言的坦承依然抵不過沒有飲食顧慮的業務話術。

當我們周遭都是這些不會帶給我們健康的境，隨波逐流絕對是一種最輕鬆的方式，同流合汙是我們獨自運作的境。我很遺憾，也很感傷，有很多我所熟稔的搪塞話術，肺腑之言被拒絕於千里之外，原來利益眾生就是必須經歷有理說不清的境。我有一天領悟自己走在健康中道上，很穩健的一步一步前進，陸陸續續有人跟上，看到人愈來愈多真是喜樂。可是總是會有半途而廢的人，他們好忙，也多少理直氣壯，粗茶淡飯已經不在，我不希望肺腑之言遲早會消失在某種情境中，就像和長官或老闆在一起的時候。

健康維言集

不是應該要怎樣嗎？專家不是都這樣說嗎？

當醫學院的課程有大半被證實是錯誤或誤導時，多數民眾依然相信「專家」的言論。

說很容易，這是多數專家的盲點，有沒有做不需要交代。

講很簡單，這是多數專家的特長，是不是真功夫不重要。

當資訊氾濫，專家也氾濫。

專家專門騙人家，專家也專門誤導人家。

針對健康，沒有人是專家，除了你自己的身體。

迎接「無藥可醫」的時代

《第三選擇》作者史蒂芬柯維（Stephen R. Covey）：「正如同對空氣的需求，人類最大的心理需求就是被了解、被珍惜。」

在企業中，員工除了是人，還以職務名稱代稱，在「人力資源」的概念中，人沒有被太重視，是能力備受關注，這樣的價值觀看起來就是稀鬆平常。兩個人吵架翻臉，互相指稱對方是「什麼東西」，兩個陌生人見面，各自在心中打量對方的位階，早先知道對方的高階背景，我們才捨得丟出最起碼的敬重。在人類世界中，我們很少留意到隱藏在潛意識裡的觀點，往往都在環境的薰陶中，我們漸漸忘掉對人應該有基本的尊重。

如果自私是人很普遍的表現，人理應把尊重的焦點擺在自己身上才是，事實上不然，人類不把人當人看，不但物化了別人，也物化了自己。我探索健康最大的突破在心法，認錯與懺悔是一種角度，尊重與同理心是另一種觀點，關鍵在於我們把身體看成了什麼，我們是否有用心聽到身體的聲音，我們是否確實明瞭身體要什麼。可以說得更明白些，心法的建設夠紮實的人是沒有太多生病的機會，因為身體是一個人，是被重視與關注的人。

換作在醫學院時代的我，這樣的論述有可能聽不太懂，如何將身體擬人化，如何有可能和身體對話，如果真的有可能和身體對話，也是身體聽從我們的指揮才是。這是一種非常理所當然的認定，我們的環境教我們這樣看待自己的身體，醫生這樣看，大家都這樣看，所以現在到處都是胖子，到處都是病人，到處都是身上斑點滿佈的人，到處都是皮膚暗淡沒有光澤的人，到處都是身上味道濃烈的人，到處都是認定生病是無法避免，而且是理所當然的人。

尊重他（或者是她）就不會傷害他，這是很容易理解的邏輯，我們會很認真的評估丟給他的東西安全不安全，我們會很清楚捍衛他責無旁貸。舉止痛藥的例子，要知道我們是如何不尊重身體是很容易的，因為隨身攜帶止痛藥的人很多，因為習慣性頭痛的人很多，因為偶發性牙痛或經痛的人也不少，因為買到止痛藥很方便，而且服用止痛藥幾乎是全民共識。可是唯一被忽略的，是留在身體內的傷害，是對肝臟和腎臟所製造的傷害。因為不知道，因為沒有感覺，因為藥到病除才是重點。

從洗腎王國的事實往前推，從肝臟惡疾普及的現象往前看，勢必得連結大醫院人滿為患的實況，我試著引用一本名為《大科學》的書裡面的一段話：「原本一群個體本身可能都很簡單，但彼此相互影響之後，就會有複雜而令人訝異的事情發生，而這就是『複雜學』要看的重點。」重點就在那無法破解的「複雜學」，我常常用「失控」來描述我的觀察，因為從小看到大，從不懂看到完全參透，炸彈到處被引爆，我們早已找不到引信的存在，人類生活在迷宮中自相殘殺。

身體內的生態有其基本法則，那是不容許任意破壞的大原則，所有生化生理的基本走向和元素都很明確，包括吸收的或是排泄的。干擾生化生理是藥物的基本功夫，創造新生化是藥品的拿手絕活，我們都不用考上醫學院，也不需要擁有一張醫師執照，就可以判斷吃藥這檔事的前因和後果，後果就是副作用和併發症無窮的效果。現代人所罹患的毛病有多少屬於藥物交互作用的結果，有多少是一顆藥所引發的長期效應，我們無從查證，也無須查證，可以確認這是「複雜學」的範疇。

對於資深的醫療人員來說，如何精確定義免疫系統依然是個謎團，腸道菌相和免疫系統之間的密切關係還是一團迷霧，看到錯綜複雜的慢性症候群也只是類似不確定原因的研判。透過簡單的邏輯去破解複雜性，抗生素是一個典型範例，可以不需要太精準的比對，抗生素殺死致病菌的經驗值不斷被頌揚，人類世界長期看不到這件事的可怕負面效應。光是好菌殺死而真菌猖獗的事實，光是免疫系統少掉益菌的前線守護，一顆抗生素可能製造的複雜效應已經是盤根錯節。

直接把話題連到超級細菌，就是那個會讓醫療體系恐慌到不行的細菌。人類必須吃藥的邏輯遲早會連到「無藥可醫」的主張，因為細菌抗藥性的快速複製和演化，因為細菌的繁衍速度遠遠快於抗生素的研發速度。從認識身體和尊重身體的角度，「無藥可醫」的邏輯完全沒有立足之地，免疫系統的存在完全被忽視，身體內的好菌所組織而成的虛擬防衛器官也形同虛設。有高比例的人數在大規模感染中被感染而存活，認識健康必須學習看到存活的機率，不是死亡的比例。

超級細菌的可怕程度都只是媒體效應，不能免除藥廠針對疾病的恐怖行銷效應，有處心積慮的成分，可是多半是外行人看熱鬧的戲分。我發覺人類愈經過演化的加持，愈有擱置智慧的特性，幾乎可以不經過求證，只要是負面的資訊就是第一時間採信，愈是恐怖的，愈是八卦的，就愈是傳播的快速。這也是「複雜學」之所以成立的因素之一，因為可以變本加厲的加油添醋，因為可以在人的意念無限放大之後，永遠再也收不回來。

在我樂觀的視野中，疾病的種類和嚴重性愈來愈失控卻可以預期，「無藥可醫」的話題和恐慌程度不會降低，這就是相對論的戲碼，是兩個對立世界的版本。這其實就是自然與化學合成的對立，保養和治療的對立，主動和被動的對立，尊重身體和不尊重身體的對立。可是我依然樂觀，我建議你選擇樂觀，因為樂觀是自然、保養、主動和尊重身體的結果，形容成國泰民安對照生靈塗炭，一點也不為過。

健康維言集

醫生不是故意要恐嚇你，這是他們的職業習性；
我們也不是喜歡被恐嚇，這是本能惰性，
習慣把自己交給他字輩的人事物來管控。

暢行無阻的寧靜

《人生，要活對故事》作者吉姆洛爾（Jim Loehr）：「若是在某一段時間裡，你投注了超乎尋常的能量，我稱之為全新投入，那真是一段無價之寶的時間。」

飛機在高空穩定飛行，機艙內的乘客幾乎不是睡眠，就是閱讀，那是一種超級寧靜的空間。事實上稍微留意，飛機引擎聲的巨大聲響可以清楚感受，噪音與安靜可以共存，兩種衝突的頻率合併成為一個熟悉的畫面，或許因此對於寧靜有了新的認知：它是可以調控的，寧靜可以在吵雜鬧聲中獨立存在。寧靜好比外科醫師在手術房中的心境，尤其是進行微創手術的空間，必須很專注，必須心無旁鶩，即使不遠的外面就是熙來攘往的人群。

寧靜是一種享受，在不安靜的空間中創造安寧是一種能力。健康的境界有時候需要這種與世隔絕的勇氣，將自己的身心靈整合在一起，不需要任何外力的介入，一切都俱足在身體的空間之內。你不能有需要任何營養補給品的念頭，你也不能仰賴他人的專業來支撐健康，那種自信是身體的一部分，你必須靠自己的力量進入屬於自己的寧靜。

我可以用另外一種比喻來形容這種態度和勇氣，就在車水馬龍的某鬧區路旁，一對情侶無視於旁人的存在，也無視於有幾百隻眼睛正聚焦在他們的身上，他們甚至不介意已經有人啟動錄影設備，因為他們當街擁吻。不管是在開放的西方或是保守的東方世界，不管你認為這種行為需不需要勇氣，這是一種完全不在意他人眼光的行徑，這是在混亂中經營寧靜的風範。

我試圖描繪一種健康境界，勇氣是意識，空間是身體，行為是斷食，因為我是在斷食中找到所有答案的人，因為我是從斷食中啟發新生命的人，因為我是經由斷食而發掘到全然自信的人。斷食不是怪異的舉止，它是回應身體的最必要手段；斷食不是魔鬼，也不是怪獸，斷食是常態性健康境界的必要路徑；斷食不是不該講，也不是不能講，斷食是突破專業知識障的簡易途徑。

從生理面分析，斷食就是讓消化停滯，讓身體可以充分休息，讓身體把所有動能轉移至代謝和廢物的清除。身體內有多部超級電腦硬碟，它隨時都在經營與記錄動態的平衡，斷食喚醒身體力求全面平衡的覺知，好讓體內生態處於全然的安寧。

斷食兩三天之後，就可以進入寧靜的世界，想想看在紛亂中出現突兀的安靜，心臟依然跳動，橫膈膜持續升降，動靜脈中的血流認真的流動，肝臟更是沒有一刻停止進行生化工程，可是當事人可以感覺一片安寧。

少了飢餓的傳導，更少了飽足感的釋放，身體的其他生理生化都持續忙碌，好似一幅優美的風景圖畫，有山有森林也有河流，動中有靜，靜中有動。當你掌握了美麗的畫面，接下來才是和健康實質有關的細節，來自身體最高意識的指令和行動，將所有身體內的藏汙納垢揪出來，依照地點和部門，從就近的下水道清除。一定要親自體驗，因為你的身體對你說的話和做的事，只有你會知道。

我經常講述艾索斯汀醫師的主張和故事，這位寫出《這樣吃，心血管最健康！》一書的作者屬於背離傳統醫療的臨床醫師，他的心血管疾病病患在他的鼓勵和遊說之下，嚴厲執行飲食習慣的改變，令艾索斯汀醫師深覺不可思議的事情一一發生。針對血管淤塞嚴重的個案，醫生會出現不是太樂觀的預期，這是待在傳統醫療空間的正常思考，是現象所製造的合理頻率，好比地上的石頭需要人撿起來，血管栓塞也必須仰賴外力清除。

事實上只是單純採用純植物性飲食，我相信多半是生食，在病人身上看到可觀的改變，艾索斯汀醫師沒有主張斷食，可是他堅持病人必須戒掉所有肉食，包括魚和海鮮。他的戒律訂定得清楚明白，病人沒有討價還價的空間，所有他所寫出來的故事都是在病痛和戒律的監控下，我把這種案例視為特例，雖然也適用於我們所處的東方文明。病患的血管暢通了，心血管疾病的病人笑開懷了，必須簡單說明，他們吃素，可是不是熟素。

人們需要戒律，卻不是太喜歡戒律，一旦執著在熟食的領域中，一旦茹素不是渴望的選項，剩下的戒律就是斷食。像我屬於不親自打理食物的人，經常又必須外食，一段時間不觸碰食物是我的選擇，定期讓身體休息是我的好習慣。慶幸台灣有豐富的發酵資源，慶幸台灣有優質的發酵工法，在確保營養和能量不缺的前提下，每實施一次七日以上的斷食，讓身體的廢棄物大規模的傾倒出，包括血管、腸道、脂肪細胞內的汙垢，真正享受全身通道暢行無阻的快意。

斷食就是和身體對話最確實的方式，唯有清淨和寧靜，唯有把主控權交給身體，身體才會回覆我們一種很特殊的感受，那種因為親力親為而產生的自信。有別於斷食，我同時也盡情享受坐禪的寧靜，那種境界可以簡單形容成「定」，沒有睡著卻沒有意識，沒有雜念和妄念，靜坐後進入深定有一種無法用言語形容的舒暢。

兩種寧靜都被我連結到健康，兩種寧靜各有不同的暢通，都可以在環境不全然安靜的時候創造安靜，都是在自己的念頭很明確的時候開始。

健康不能仰賴他人，你就是在高速路上馳騁的駕駛，那個操控方向盤的人。

健康雜言集

吃素的人、很會養生的人、每天運動的人，
還有看起來很健康的人，
突然有一天在一陣心絞痛之後，倒地不起，
可以歸納一個嚴重缺失：
這些人從來都沒有食物酵素與儲存能量的概念，
而且他們都是不願意或是不知道應該要執行斷食的人。

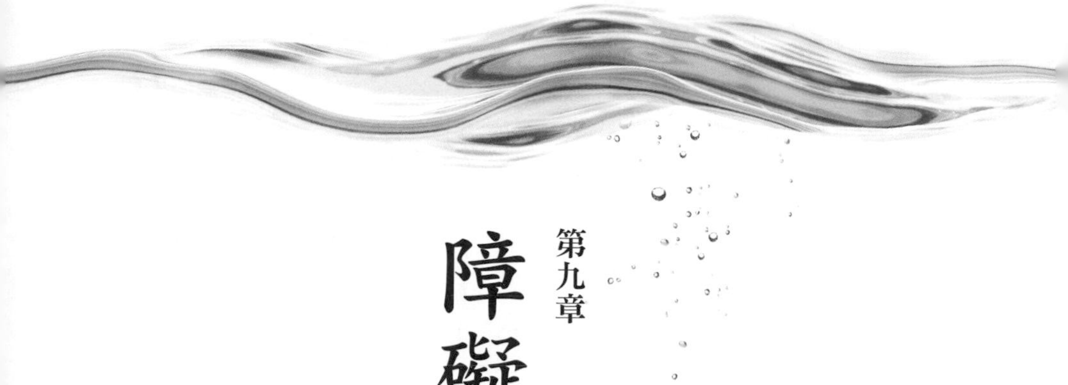

第九章

障礙不在不足，在滿足

有錢不代表值錢

《失落的致富經典》作者華勒思華特斯（Wallace D. Wattles）：「研究與思考疾病無法帶來健康，研究與思考罪惡無法帶來公義，同樣的，也沒有人能透過研究與思考貧窮而獲得財富。」

有錢是怎麼樣的境界，我相信存款百萬和存款上億的人觀點應該不一樣，可是身無分文的人看這兩種層級，有錢的感覺應該不錯。我個人成長於醫療背景，不需要親身經歷病痛，從小就很能理解生病那種羨慕健康的距離感，真正設身處地，真正知所努力。有一個畫面在我的記憶體中開啟，因應此時此刻的思考，在台北某大醫院的病房，我前往探視罹患口腔癌的連襟，一位很樂觀也很健談的兄長。

站在病床旁，我幾乎詞窮，看著他從眼角流下來的淚水，除了將心比心，我不知道還能想什麼。我們不需要和癌症太貼近，就能夠理解被死亡召喚的心情，從他們的立場看健康人，和負債累累的人看富豪，是否有異曲同工之處？生命有不同的階段和層級，如果成長是必要的功課，看到更高視野就是一種成長，隨時都還保有更嚮往的境界，因為改變與成長屬於動態的工程。

站在他人的立場看事情，對我來說就是成長；理解別人的障礙，對我來說是人生很大的突破。我的生長環境賦予我一種有錢是必然的念頭，創業之後開始體驗缺錢的辛酸，因為缺錢而興起必須賺更多錢的決心和意念，有兩大因子在過程中攪局，而我卻一直沒有留意到它們的存在。一是慾望，慾望或許可以找得到正面的解釋，我後來體會到糾正其動向的道理；另一是價值，理解生命的價值也引導我修正了金錢的價值。

錢不是唯一的擁有，也不應該是生命中最重要的擁有，可是社會上的氛圍並未鋪陳這樣的道理，也沒有太去呼應我的體會。我必須藉由富人生重病的場景來說明，很貴的檢查不是問題，最貴的藥物都必須到位，只要能夠延續生命，只要確保可以活著。這件事還有另外一個思考角度，富人及其家屬一直深感慶幸，還好富人曾經打拚過，還好他還為自己經營好相當程度的積蓄，碰到窮人生這樣的病，除了聽天由命，或者是呼天喊地，還能做什麼？

醫院的病房有分等級，治療的處置也分等級，在一大堆病患擠在急診室等待病床時，關係和關說也是一種看不到的等級。「有錢真好」難怪是人世間難以動搖的價值，「錢不是問題」，難怪總是有錢人在面臨競爭和生存壓力時所擺出的陣仗。把一個內臟功能都急速退化的身軀放在天秤的一邊，另外一邊只能擺現金，兩邊力求平衡，我把答案交給讀者去解答，理論上會有一個數字出現，絕對不會是一般認知中的「愈多愈好」。

很多和我一起成長的同窗在實質獲利面非常有成就，他們的成功可以單純是資訊，在我的家庭氛圍中，變成一種沉重的壓力，因為上一代的面子情結太深。兩位學生時代的死黨同時步入職場，沒有多久，其中一人的家中有了不太愉快的對話，關於雙方薪水的落差，因為雙方家長彼此認識，高薪的家長宣傳得夠徹底。學歷高低、工作好壞、公司大小、薪水多少等，這些充其量只能反應暫時性價值的東西，長久被我們的念頭誤以為是不變的價值。

美國電視影集〈實習醫生〉曾經演過這樣的劇情，一對有錢夫妻把患有遺傳性疾病的小孩送到醫院治療，小朋友由於腸道短小而出現營養吸收的困難，隨時都有死亡的風險。小朋友在醫院的兒科病房住了七個月，親眼目睹很多其他小朋友進出醫院，有歡喜出院，也有不幸辭世後的離院，最大的收穫是主治大夫的愛心照顧，他甚至有多次機會穿上白袍，陪同主治醫師巡房。家長看在眼裡，決定捐出巨款給醫院，連同研究相關兒童疾病的經費，紓解了醫院的財務困境。

故事的結局是小朋友在手術檯上往生，風險本來就在主治醫師的評估中，醫院高層想盡辦法善後，圖的是唯恐捐款情事出現變動。最終捐款計畫依舊，家長當面向醫院高層表明，只因為感念醫師的態度，絕非是針對逢迎和拍馬屁而有所回應。故事有重要的兩造，一邊有錢，另外一邊值錢，值錢的不是醫院的設備，不是醫院的醫療水準，不是醫院的醫生多麼有名氣，真正值錢的是一位醫生的愛心。

我把有錢和值錢列入健康書的題材中，回應我個人生命的重大轉折，我有機會深刻理解金錢買不到的是什麼東西，而只要有錢就可以買得到的又是哪些東西。在探討健康的境界中，在探討有錢和值錢的氣氛中，被勾起的思考是健康的重要性，是健康的無價，是一個最容易懂卻又是最不容易做的觀點，是一個人人都宣稱知道，卻又是人人都迴避知道的價值。必須說明，我的念頭超越了這一切，最值錢的不是健康本身，而是幫助人深度體會健康，是引導更多人步入健康的中道。

真相是很奇特的東西，我們都很有興趣探究真相。往往知道了真相，卻不願意相信那就是真相；往往真相呈現在眼前的時候，我們選擇看不到，我們寧可選擇繞道。有錢吃遍天下美食是很值得稱羨，可是連續幾天讓身體淨化所產生的效益，才是真正值錢的境界，那才是有本錢吃美食的局面。在此議題的討論過程中，我不斷聽到各式的藉口和理由，說穿了就是不要、不行、不能和不願意，「要」只有一個答案，「不要」可出現一百個理由。

我清楚有錢的境界，我也明白值錢的境界，可是有錢絕對不代表值錢。

健康雜言集

生重病之後，很有可能會失去什麼？
健康當然是首要，接著，自由失去了，金錢損失了，
希望不再了，夢想消失了，
有沒有想到，連尊嚴都有可能掃地，
幾乎是一種全盤皆輸的局面。
現在，趁著這一切都還沒有發生的此時，
可以做全贏的準備，
可以預言所有和疾病有關的狀況都不在生命的軌道上，

不會是預算的議題，是你的腦袋願不願意修正或變換的議題，
是我們夠不夠有智慧和勇氣的議題。

我慢和我不健康

《快樂學》作者馬修李卡德（Matthieu Ricard）：「智者必然謙虛，智者像一棵結滿果實的樹，枝幹因水果的重量而低垂；而自負的人則像是一棵沒有葉子的枯樹，樹枝傲慢的向上伸。」

我的家鄉在離島澎湖，那是個人口不到十萬人的小地方，雖然是我的老家，卻是我大半人生遠離的處所。終於到了充滿尋根動能的時候，年紀已經不小，身上帶著足以回饋給自己家鄉的養生專業，我陸陸續續見到小時候所熟悉的面孔。出乎我意料的，我不只一次聽到同學形容我當年的高傲，周圍當然也不乏為我辯護的聲音，是幾個因素堆疊出我在同學心目中的印象，除了家庭環境背景外，就是我在學校的學業和音樂方面的表現。

我有高傲嗎？如果不假思索，我的答案是否定的，可是對於一個不知道如何定義高傲的人，可以確定當年的我肯定瀰漫著傲慢的潛質。此時此刻，我回想自己在推廣養生保健的路上所遭遇的橫阻，即使清楚走在孤獨的路上所有冷嘲熱諷的由來，也深知失控的價值觀操控了我們所熟悉的生息，當我拆解存有印象的各種反應和態度，簡單描述，那種對陌生資訊嗤之以鼻的態度，那種認為陌生人都不懷好意的直覺，就是傲慢。

深入探討傲慢議題之前，必須把自己人生路上的表現嚴格檢視過，就在運勢順遂的過程，就在掌聲熱烈的同時，就在身負重任的當下，即使頭的仰角沒有改變，眼睛的射程角度也多少偏移。把美國總統富蘭克林的「十二美德」再拿出來複習，包括飲食節制、沉默、生活秩序、決心、節儉、勤勉、誠懇、公正、中庸適度、整潔、鎮靜、貞節，他一度追加了第十三項美德謙卑，可是後來還是保留原來的十二美德。他自己的解釋，做到了這麼困難的這十二項，叫他如何能謙卑？

我常常思考自己生命的所有美好，都是由很多的不美好所組合而成；我慶幸自己生命中的諸多磨難，讓我可以修掉積習已久的傲氣。謙卑不容易，因為傲慢的念頭如影隨形，只要有分別心，不管是高低之分、大小之分、尊卑之分，還是美醜之分，在人的世界中，分別心引出了傲慢的態度，製造了紛爭和事端。如今我可以從態度輕易判定一個人是否健康，不管多麼重視養生，不論飲食多麼清淡，學習態度總是會露出破綻，少了謙卑心總是會有所閃失。

我判定的標準就是對方的態度，那種對於陌生人講電話的口氣很不耐煩的，那種動不動要表現自己身分地位的，那種對服務人員的態度永遠是上對下的，那種心情不佳就會對人臭臉相待的，那種對於任何新事物總是先踢館再質疑的，那種潛意識裡面把花錢當成大爺的。在職場中，想交哪種朋友，哪一位是可以深交的朋友，應該在第一回見面就有腹案，而且我把類似的標準連接到對方的健康呈現。

態度是意識心的指令所展現，現代人犯了把身體當作他人的通病，既然身體攜帶著他人的形象，那些不懂得尊重他人的，做不到將心比心的，通常也都不會善待自己的身體。我並非直接認定，是經過審慎觀察，曾經和一位年紀長我的前輩對話，他因為家人罹患重症而前來找我討論，手上拿著我寫的書，他應該約略看了一些內容。他問我完全吃生食嗎？我回答沒有，接下來的質問讓我永遠忘不了：「那你憑什麼可以在書上提倡生食？」。

我必須承認他絕對有立場可以質疑我，吃生食屬於大方向，吃酵素食物是養生的大路，給身體能量是保健的不變原則，可是我從來沒有主張勢不兩立的飲食內容。這位兄長屬於高收入的高級知識分子，就我們所要共同探討的事情，他其實大有進步和成長的空間，如果說是他的主觀障礙了他，還不如說是他的態度阻礙了他吸收新知的進度。類似的劇情每天都在上演，前來參加我們在林口淨化營的學員，抱怨路不好找的，嫌我們標示不明確的，挑剔我們課程太緊湊的，比起虛心受教學習的，我總是看到健康和不健康的分野。

我們都曾經驕傲過，或許此時此刻我們都還保留驕傲的內在，或許就是那些「我好棒」和「我好優秀」的神經傳導在身體內流竄，其實放大到生態規格來檢視，就是從那個叫做自大的因子開始製造動亂，就是從那個被封為驕傲的念頭在破壞世界的安寧。有一個事實我們常會不小心忽略，事實的真相是有人比我們還要棒，有人比我們還優秀，任何領域，任何專業，別人都在超越，就是有人比我們還要厲害，如果我們學不會謙卑，我們就不會有進步的空間。

我發現傲慢很無形，我發覺傲慢無所遁形，在不傲慢的形象身上，在不允許傲慢的教條之中，在一度傲慢的人身上復發，在不曾傲慢的人身上滋長，在堅持自己不是傲慢的人身上橫行。必須要承認，自己的能力恐怕無力駕馭這一堂人性的震盪，這是每個人的自我修持，這是工程浩大的人性整合，這是路上荊棘滿佈的測試和考驗，這是人生不斷進階的過程中，我願意不停追加的學分。

求知需要一張門票，我確定這張門票是謙卑，以目前社會的氛圍分析之，健康的本質被隱藏，健康的真正門道被擱置，所有人信仰的都是和健康完全無關的領域，這種偏執居然疊起了傲慢與頑固。站在我的位置細心觀察這兩種態度的發展，結論幾近是一種信念，我的腦袋中浮現「謙卑的人得到健康」的訊息，一位又一位豁然開朗的面容在我眼前出現，他們都一一找到擁抱健康的自信，我往前回顧，我仔細回想，他們都是那麼謙卑的人，他們的態度一直都在製造慈悲的共振。

推廣真健康本來就辛苦，代表著非主流，談的是被主流醫學所擱置的神聖教義，主張的就是尊重身體最原始的邏輯和思考，我們強調健康的管理哲學，期許在家經營正確的生活作息。人生相識自是有緣，健康境界居然是謙卑才可以買得到。

健康維言集

謙卑難，還是懺悔難？或者是感恩比較難？

我的答案謙卑，不一定是標準答案。

因為我觀察到經常懺悔或感恩的人，依然不夠謙卑。

時時提醒自己的，還是這件很難做到百分百的修持。

我在全然健康的境界中，意外發覺謙卑的存在。

因為容易而困難，因為富裕而貧窮

《財富執行力》作者羅伯特清崎（Robert T. Kiyosaki）：「大多數人不能致富的根本原因就是他們不夠慷慨。」

人生充滿著奇妙的際遇，回顧自己人生的每一段旅程，我常驚覺自己過往是多麼的懵懂，最有趣的地方是在經過這麼多錯誤的選擇之後，可以來到生命最珍惜的位置。所有目前在我週邊的人事物都是那麼的重要，由朋友而連結到健康的共同領悟，由讀者而連結到生命體會的相互探討，由一張名片而連結到一起努力共事的夥伴，由健康理念結合而連結到同修同行的共修，由同窗而連結到珍惜彼此的好友。

必須承認緣分的存在，必須相信命運有其不可思議的指引，關鍵在體會，沒有體會，就不會承認，也就不可能相信。我的成長背景幾乎可以說是健康的一種寫照，如果我從小就清楚自己長大後的職志，我敢說我到不了今天的位置，這種在誤打誤撞之間接受安排的巧妙，我除了臣服，沒有辦法解釋。一條原本看似很容易的道路，我走來格外的艱辛，我遭遇太多的坎坷，很多朋友不解可以這麼直接順遂的路，我為何必須繞一大圈，我的答案是老天爺要我承受，要我深刻體會。

這種經驗法則形成特殊的視窗，我用這樣的觀點看眾人，不論是先窮而後富，或是先富而後窮，或者是先失敗後成功，還是先成功而後失敗，似乎存在命定的成分，也處處存在改變的機運。近十年體會出一套十個字的人生哲理：「成長看自己，成就看別人」，前者是監督和鞭策，後者是提醒和激勵。因為體會出人世間的相對道理，每一件事情都有其相對的解釋，也都存在其對立的情境，最重要的，我看到貧窮的富裕，也看到富裕的貧窮。

年輕時候從父母親手上得到不少，我沒有揮霍，卻也沒有太珍惜，富裕和貧窮在我生命中交叉經歷，後來才體會到真正的富有不在金錢和財富，不在物質和享樂，而是自己對生命體會和修持的層級，而是自己能為時代做些什麼，能為世界付出什麼。接觸過很傲慢的人，在我的工作領域中，可以說清一色是被老婆帶來研習和體驗的老公，那種目中無人的表情很難在我的記憶中消退。假設他們的事業果真成就非凡，我卻很清楚其生命的貧乏，他們的眼中幾乎沒有他人的存在。

我在淨化營擔任老師，也兼志工，肩負為小組學員服務的小組組長。我經常有從小弟轉變成為大哥的感受，是學員對我的態度，關鍵在於從不了解到了解，差別在於服務的是小弟，講課的是老師，兩種角色不容易合而為一。我沒有意圖把態度差的都一律連結到有錢的人，畢竟沒錢也沒態度的人也不少，這些畫面重覆提醒我一個問題：謙卑真的有那麼難嗎？把身段放下真的有那麼難嗎？

我們創造一個透過紀律執行健康的環境，期許學員依教奉行，希望學員多多參與融入，除了要做，也要到，除了要會，也要一直學，這是再簡單不過的約定。人分成有錢和沒有錢，也分成講信用和不講信用，也分成願意學習和不願意學習，也分成眼界短淺和眼界長遠。我很確認，財力雄厚的獨善其身的居多，配合多數意見的很少，很認真按表操課的也極少數。這終究是人類世界最為殘酷的現實，貧窮才是動機，生病才是動機，潦倒才是動機，困境才是動機，谷底才是動機。

在財富的境界上，我一輩子到達不了我父親的實力，我永遠無法到達自己小時候憧憬的層級。除了毫無遺憾，因為財富的定義不再一樣，我反過來透過全新的財富眼睛觀察所有人的「財富」實力。想到一部保時捷在路上呼嘯而過，造成所有用路人的一陣驚恐；想到富人躺在醫院的安寧病房，病房旁的家屬休息室中，一群人正為了遺產的爭奪而反目；想到有錢人家把自己的小孩養成肥弟和肥妹，想到身上的倉儲和銀行的存款相互輝映的事實；想到有錢有肥肉的大老闆，由於他的自大和傲慢，所有人對他避之唯恐不及的態度。

我想從柯文哲醫師的作品《白色的力量》中，摘錄非常引起我共鳴的一段話，他寫道：「自行車是自己騎車，單車是單人騎車，也就是說不管是自行車還是單車都要自己去完成，即使身在團隊中，別人也無法代勞，完全要靠自己的雙腳去完成。但這種環島的長途腳踏車旅程，只有自己一個人卻很難完成。」柯醫師這段體悟沒有任何醫療色彩，也不是在手術房而有的體會，卻完完全全寫出我企圖描繪的健康境界。一個人很簡單，自己做一點都不難，可是走到目的地卻得仰賴眾人的扶持，很容易的事情卻是最艱難的呈現。

我在各種團體中都可以看到這種角色，那種自認為能力很強的人，那些自以為靠一己之力可以登天的人，那種經常獨斷獨行的人。尤其當我們又在健康課程中行銷照顧自己的優先考量，健康不就是自己的事嗎？健康不就是應該完全靠自己嗎？這其實反應自私和自愛的區別，自愛充滿利他的動能，自私的人腦袋裡盡是自己的權益和福利。我寫這本書的主要動機就是傳達在利他的境界中同時擁有健康的美好，而且利他的行為充滿了可觀的加乘效應，依然是愛的力量牽動了人類世界的和諧和完美。

講完一堂課之後，我不時會發出「健康其實沒有什麼大道理」的感嘆，在我個人的經驗中，健康確實有其容易的一面，可是放眼看去，盡是健康好困難的疑惑和抱怨。會不會有人終其一生研究健康，書看得夠多，課聽得夠多，知識稱得上豐富，卻在實際成效上幾近貧瘠，如果健康稱得上是人生最重要的財富，他們居然得以貧窮收場。健康走大道，大道之中不會有太多技巧，也不會有太細膩的專業，你必須走到感受到其簡單而且充實的存在。

健康維言集

健康走大道，不走捷徑；
確定走在大道上之後，再來講究細節，
健康大道是能量，營養成分終究只是分叉路。

天氣、脾氣、運氣

《零極限》作者伊賀列卡拉修藍（Ihaleakala Hew Len）：「這不是你的錯，但這是你的責任。」

我在講座中曾經用了一個標題：「疾病不應該是一種防不勝防的東西」，心中非常篤定，你擋不住，就有改進的空間。必須加以說明，我指的不是一般的小症候，譬如說呼吸道感染、食物中毒或急性腸胃炎，而是具備基本恐慌效應的病況，我們會往醫院報到，我們會希望由專業醫師來幫忙解決問題。換句話說，就是那種連最逞強的人都知道不能再逞強，是找專家求救的時候了。

最常見的兩種緊急急性症候當屬中風和心肌梗塞，以近年來的氣候型態，一個超級寒冬就一定會奪走幾百條性命，如果你重視自己的健康，這樣的消息應該不能只是聽聽就好。有一種現象特別值得關注，類似的猝死事件幾乎都是中年人的專利，而且發生在不是特別肥胖的人身上，身材極奇肥胖的人相安無事，看起來很健康的人卻倒地不起，通常又都是前者不怎麼愛動，後者還有機會就去運動。事情發生了，沒有向老天爺申訴的機會，也沒有怨天尤人的權利，應該討論的重點只有一個：不能永遠置身事外。

很多人特別肥胖，你一定得問這樣的問題：他們為什麼沒有中風？我在前一本書探討到脂肪細胞的功德，意識到身體內這些後備倉儲的付出，這裡出現兩種不同角度的思考，我們的心性和脂肪細胞的多寡出現隱性的互動，脂肪細胞提供存活的空間，卻也製造了慵懶和悲劇的發生。你可以主張有運氣的成分，問道：是不是運氣好壞在決定悲劇發生的機率？甚至有人可以搬出業力因素，把冤親債主都放在臺面上秤斤秤兩。如果我執著於發掘健康真相，最後是運氣兩個字總結，這些年除了白混，今後也別混了。

人生是否有所謂「命定」，永遠見仁見智，所謂「冥冥中註定」，有人確信有來自於不同次元的力量，有人則只相信是自己的選擇在裁定，我的觀點則綜合了這兩大因素。我相信態度決定人生的所有面貌，我相信選擇不一樣的態度，成就不一樣的人生，甚至無常的糾纏都會迴避三分，這是我長期在輔導個案的深度體驗。觀察過謙虛的、謹慎的、受教的、自律性高的人，接觸過不會輕易把「不相信」擺在嘴邊的人，深知 世尊把「信解行證」這四的字的順序做出明確定調的道理，在做出心得之前，必須先有信任或相信的基礎，「不相信」總是求知最大的障礙。

話題回到運氣，再問一次：是運氣嗎？中風是運氣差嗎？心肌梗塞是運氣差嗎？我總是會在此節骨眼想起朋友的一句話：「不要告訴我什麼東西不能吃，如果因為吃而死，我甘願。」我仔細回想自己的論點，我不致於去主張什麼能吃，什麼不應該吃，這方面比我專業的權威很多。探討熟食的缺失不代表全然反對吃熟食，說明吃肉的弊端也不代表必須戒掉吃肉，是否過量自己最清楚，有沒有節制的分寸也掌握在自己手上。「我吃很少了」是我常聽到的一句話，健康這個學分最後的決勝點就在關起門來面對自己那一刻，有沒有姑息也是自己才清楚。

一位剛動過結腸息肉手術的朋友告訴我：「我肉吃很少了」，我沒有和對方繼續申論的必要，這是自由心證，我聽到的是姑息，對方則是疼惜。應該試著把姑息的領域擴大，我在情緒控管方面見證了不少關於健康的細節，我們會姑息自己的脾氣，我們會放任自己生氣，在情緒過不了的關卡，不承認自己鑽牛角尖，可是把自己悶在壓力鍋裡面，任憑心理狠狠的控制著生理。生重病的人呈現出有別於健康人的特質，與其說是念頭和態度，我寧可把答案挖深，挖出負面思考的特質，挖出情緒急躁易失控的特質。

人生從不成熟到充分成熟，從不理性到絕對理性，從不柔軟到超級柔軟，有一種信念在我心底打得夠深，我在無窮盡的資源中找到生命的標準答案。要探討情緒因素，可以從人格特質討論到環境因素，這兩項因素經常相互影響，攪和在一起的結果，前者牽動後者，後者再回過來感前者。我幾乎確信，如果把我幼年時期的脾氣加上年輕氣盛時候的心性，這一條線延伸到現今，我早就倒了，生病了。

因為我曾經帶著一個局限的視窗在看這個世界，因為我一度攜帶著比較和計較的態度與世界互動，因為過去的我不知道宇宙充滿豐富的資源等著我去發掘，因為逝去的我不曾把握住足以圓滿人生的關鍵信念。一定還會有影響我們情緒的事件和人物，一定還會有那麼一刻感覺極度不痛快，我不是情緒管理大師，可是我知道那一刻必須在瞬間消失，我知道讓我不舒服的情緒因子必須在最短的時間內離開。經常聽到討論脾氣好的人怎麼運氣那麼差，其實負面思想很無形，思考框架也經常隱形，每一個結果都反應一個事實。

諸事不順不會無緣無故發生，可是會有不利因素全部兜在一塊的時候，那是結果，不是運氣，只是最好結果不是人生最後的結局。將天氣、脾氣和運氣等因素安置在同一個人身上，當老天爺的裁示都是「不好」，也就是當自己的念頭都顯示「沒轍」的時刻，那終究是討論這一切都無濟於事的時候。

健康維言集

「反正都要生病」，「反正都要和藥物為伍」，「活那麼老要幹什麼？」到處都要聽到這些沒有信心的言論，老年的圖像在很多人心中是多麼的難堪，現實的社會面呈現提供的是多麼負面的健康與人生教材。

到我們的健康大道走一趟吧！

認真體驗一下何謂絕對的健康自信吧！

誰能決定他人的生命長短？

《白色的力量》作者柯文哲：「我相信再過十年、二十年後，社會慢慢的會往西方社會方向移動。我相信將來每個人的生命權會越來越屬於自己，而不是屬於家屬的。」

我不在醫院工作，卻有很高的機率接觸癌症病人，有兩種解釋，其一是癌症病人會主動前來探討保健之道，其二是癌症病人太多，碰到的機率自然提高。一樣有兩種癌症故事版本持續在上演，戰勝癌症的以及被癌症吞噬的，活生生的在我眼前推出，令我感覺遺憾的是結局，依稀還記得幾位一度很樂觀的面容，是的，我沒能協助她們留下可貴的生命，她們已經離去。

她們綁著頭巾前來，笑容比沒有生病的人還要燦爛，語氣比健康人還要正向，如果說人生遲早都要表現出這種與世無爭的生命態度，她們真的合格，她們理所當然應該被肯定。從結果論回想這些畫面，我曾經從心底閃過一長串的疑惑，是我沒有看到嗎？是我不夠清楚真相嗎？還是當她們自己一個人的時候，又是呈現向病魔投降的另外一種態度？針對個案，我沒有答案，可是針對現象，我已經了然。

我看到兩種元素，她們很可能沒有拿掉，至少還有一種留在她們心裡，就是怨和懼，這是心裡面的毒素，是最後奪取她們性命的殺手。這是比對的結果，是生病和健康的比對，是死亡和生存的比對，是不幸和幸運的比對，是歹命和好命的比對，這是生重病的人不容易根除的不安。看到別人，想到自己；看到繁榮，想到孤寂；看到旺盛的生命力，想到自己無力承擔的命運。通常就是情緒因素促動了癌症的形成，不再擁抱無限寬廣的生命，所有殘存的情緒毒素最終依然用大刀砍斷了可貴的生命。

「反正人都得一死」在關鍵時候出來攪和，癌症病人會合理化自己的不幸，就像「癌症是絕症」的信條一樣，這是事實，這是命運，這是無法變動的軌道。有點類似法官判殺人犯死刑的場景，殺人償命沒有太多爭議，一命還一命，殺人犯終得一死，特殊案例發生在無辜者被判死刑後的平反希望，必死可以清楚認定，活下去也是一種信念。一種隱藏住的心理素質左右了生命的存與廢、強與弱，最後的結論就是生與死，我確信堅持不想死的人不會把生命葬送在病魔手裡，而且必須是完全沒有任何妥協的空間。

上帝可以決定我們的去留，法官有權可以判定罪犯的生死，可是我們生存的世界中還有一種人抓住了生與死的權柄，一切看起來都是那麼的合理，事情就是這麼發生了，反正就是這麼決定了。我所說的是一種經驗法則，在醫療或醫藥的邏輯中，有其正規的處理模式，在其處理模組之下，有其必然的結果。如果我們不打算知道得更多，世界就是這樣演給我們看，不是活，就是死；不是好，就是不好。

電腦軟體都有其使用功能的限制，醫療的思考模式和權威性沒有接受大自然的託付，一樣是屬於觸角受限的軟體，通常都是病患創造出必須委託醫療處置的狀況，就是那種非醫生沒有辦法進行的行為，接下來才有醫療權威的實質。所謂經驗法則中的必然結果不是全然真實的結果，因為視窗沒有更換，軟體沒有更新，因為所有人員的潛在基因都沒有開啟，我想說的是人體內的世界其精密程度遠遠超越醫療的極限，幾乎都是外行的工程師在維修這部設計完備的機器。

生命是什麼？靈性是無量壽，記錄著所有生體的記憶，而肉體生命即使短暫，也有其維繫生命的方式，與其說方式，還不如說是一種態度。快樂是生命的重要元素，它和生命的長短與存廢一定是息息相關，和快樂密切相關的生命態度也為生命品質付出了貢獻，我觀察到的生命態度不出兩大範疇，離不開生命的本質，也脫離不了正向的思考。生命的本質不是利己，是利他；正向的思考容不下一粒負面的砂子，將生命與宇宙無止境的串連，讓心願與大自然無窮盡的豐富資源無限連結。

癌症是什麼？腫瘤是什麼狀況？那是身體的因應之道，是身體不得已的權衡，是身體必須針對現有的所有不利於生命存在的態度做出回應。態度綜合表現在生活中的所有細項，我們是如何管理舒適圈的，我們是如何適應負面環境的，我們是如何壓抑自己的情緒的，我們是如何縱容自己的口腹之慾的，我們是如何讓自己解放在這個不利於生命延續的空間中的。真正的生路就在掙脫以上的情境，生路都在，就在我們的念頭中，就在提升後的全新認知中，就在那可以連結到快樂泉源的絕對自信中。

癌症死亡率高是不爭的事實，可是請不要迷失在這個令人心生畏懼的事實中，這是一種假的事實，是一種被創造出來的事實。其實是認知在殺人，是資訊在殺人，是氣氛在殺人，是形勢在殺人；某個角度，是科技在殺人，是科學在殺人，是專業在殺人，是人性在殺人，我必須說，是醫療體系在殺人。站在病人的立場，是害怕在殺人，是恐懼在殺人，是無知在殺人，是無情在殺人，是傲慢在殺人，我必須說，是告訴病人只剩下有限生命的做法在殺人。

有時候，就是只有一兩個月的時間，病人的身體已經衰弱到無法扭轉的情況，可是大部分的情況並非如此，機會還有，希望還在，端視當事人可以掌握的程度。我最熟悉的畫面就屬家屬在決定病人的存亡，而且堅持要問主治大夫還有多少時間，接下來透過態度和眼神告訴病患時間不多了，這不是連續劇的劇情，是現實生活中千真萬確的落版。

健康雜言集

把癌症定調為「絕症」，乃脫逃責任最完美的台階，當他們的思考方向所衍生的治療方式確定無效，「聞癌色變」成了傳承在民間最荒唐的恐怖效應，日日逼近的死亡威脅加速了驚恐與憂愁的傳導，癌症的高死亡率涵蓋了大規模的無辜與無奈。

我長期觀察，高達八成以上的人依然對著劊子手膜拜，習慣把身體交給實際上加速人體敗亡的單位或方法，這則故事存在人類自私自利的一面，也存在自作自受的一面；屬於人類聰明智慧的展現，也屬於人類愚蠢無知的呈現。

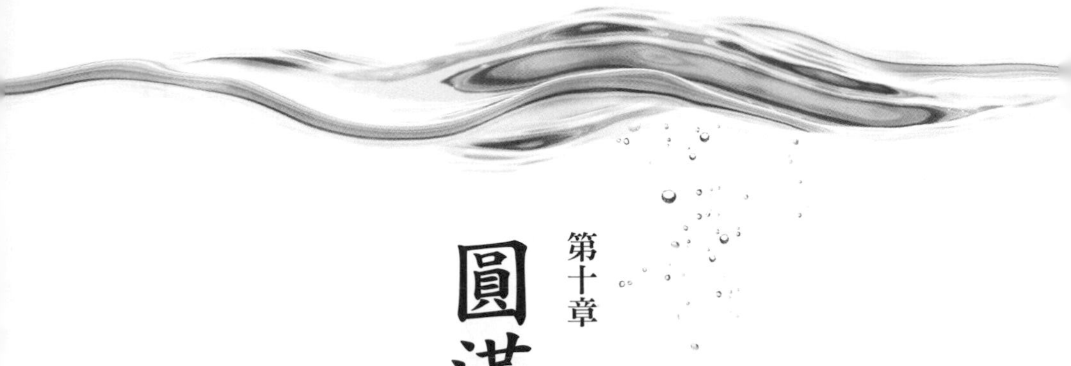

第十章

圓滿不在今生，在永世

有一個你還沒有看過的世界

《我所看見的未來》作者嚴長壽：「在人生的過程中，我慢慢體會到：許多事情無法一個人完全掌控，要完成一件事，牽涉的，不只是一個人的認知，還要群體的完全瞭解。」

我曾經站在台大醫院舊大樓的大廳，很詳實的觀察我眼前的所有人物和現象，假想自己是天使，我會極度的疑惑：這群人類到底在忙些什麼？所有人在醫院中的態度都是好積極、好主動，而且好認真，這種心情很消極，態度卻很積極的組合，似乎是人類特有的專利。台大醫院的空間並非全國最大的醫療中心，你可以把這樣的畫面盡可能的放大，放大到全國、全亞洲、全世界，好比我們被採取了一部分組織的檢體，可以進而清楚全面的狀況。

我說人類汲汲營營在經營疾病，我說人類處心積慮要讓自己生病，這種言論必須從不同空間來解讀，在你所熟悉的習性和空間中，在你透過一貫的思考所做的研判中，針對具備聰明智慧的人類而言，這是一種指控。其實這是人類的思考最奧妙的地方，一種可以透由意志力規範的行為，換了不一樣的場景與情境，戒律可以不著痕跡的消失無蹤。根本就知道爆米花不是健康食物的我，可以在一場很難得的電影欣賞中，無意識吃掉半桶，專注力在電影可以是一種被廣泛接受的解釋嗎？

我可以接受注意力移轉的解釋，可是我們人類的行為動不動就被外力掌控，這要怎麼解釋？健康真的只是意志力一以貫之的問題嗎？我個人持相反的意見，雖然我主張健康非常需要戒律的規範，我也一向認同紀律在經營健康所佔的比重，因為生活需要調劑，禮儀必須要兼顧，情面也要照顧，犯錯的空間需要適度的被允許。我看到情緒因素在健康領域所佔的比重，我也清楚磁場和情境為健康所加的分數，可是到達癮頭的局面就不應該被容許，代表那距離理性太過遙遠，代表又是一齣自圓其說的鬧劇。

你可以說控制醫院空間的因素是人類的慾望，可是慾望好籠統，慾望無所不在，慾望畢竟不是那麼容易界定，或者說規範。我只能把範圍鎖定在藥物，那究竟才是最直接傷害身體的東西，那是最終製造無邊際傷痛的物質。只是在醫院的空間中，沒有人去思考這件事，也沒有人在渴求藥物的時候，不斷在內心深處強化藥品的毒害。在課堂上，我很用力分析飽足感的弊端，也不時強調用餐時找到身體滿足點的巧妙，偶爾會失控，卻不應容許自己不經意就淪落，尤其面對會掠奪我們性命的東西，除了食品外，就是藥品和毒品。

在經營健康這條路上，我從有想法到有戒律，從有做法到有領悟，常用的詞彙是成長，可是我卻有另外一種感受，類似於昇華。一群人集結在一起，大夥都好喜悅，大家都很健康，每個人都充滿了自信，所有人都願意把分享健康心得視為生命志業，我突然有一種念頭，我赫然發覺我們一夥人都在高空中。真的只有很少數的人，往下俯瞰著忙碌異常的人們，如果健康是無可取代的價值，他們身上不是穿著不知不覺的上衣，就是穿著後知後覺的外套。

後知後覺一點都不可恥，我也是從後知後覺的族群走出來，應該說我們哪一位不是曾經執迷不悟在後知後覺的思考中？有人單純相信，有人願意改變，世界就會有不一樣的面貌。只是很遺憾，也很明確，會有人終其一生守在不知不覺的迷宮中，機會其實已經敲過門，而且還敲過不只一次，不論原因為何，他們選擇不聽，或選擇不想聽，他們就是堅信世界不可能這麼美好的人。一個沒有負面思想的環境有那麼難嗎？或許，可是一個遠離病痛的環境有那麼難嗎？在我的圖象中不僅存在，而且已經穩定存在。

打開健康的機會之門是福報，還是中了樂透才算有福報，如果可以選擇，猜得到絕對大多數的選擇，可是明明多數人都是不相信自己是這麼好運的人，怎麼會相信自己有中頭彩的運氣呢？不相信比較容易做到的事情，寧可選擇相信什麼都不需要做的事情，這套邏輯如果必須找到可以解釋的空間，不是「懶」，就是「惰」，兩者本質相同，層級不同。鏡頭可以順理成章回到醫療中心的大廳，那些熙來攘往的焦慮面容，那些慌慌張張的求醫陣容，不是又回到人性的弱點，不是再度把人性的慵懶和墮落拿出來熱炒一番？

我在前一本書描述過未來醫院的景觀，基本上也應該是老人安養院的趨勢，空間中多了笑聲，病房內多了歌聲，不時還會從大廳中傳來集體做晨操的節奏聲。這是我的念頭，是我長期憧憬的世界，讀者只要想像一群慈悲為懷的人組織在一起，他們把健康當作修行，除了把自己照顧妥當，所有人都清楚這是一件利益眾生的職志。我的願景不過是把現有的規格放大，把組織的紀律和執行力更嚴謹化，把我們可以影響的範圍無止境的擴大。

聽說過「學習金字塔」的學說和研究理論，從閱讀、聽講、討論、實際操作到教學，所有學習方式都陸續在我生命中採用過，而且各種方式也都持續交互使用著，針對學習成效，我對於金字塔的形容沒有異議。教學的確是最有成效的學習，另外一種角度，分享心得也是一種很具學習成效的學習方式，閱讀與聽講在學習成效上再怎麼低階，它們永遠是學習的基礎。一粒種子可以長成一棵大樹，一小群人認真播種，不久就會有一大群人，健康社區可以繼續延展成為健康城市。

只需要愛與慈悲，一個你還沒有看過的、一個完全擁抱健康自信的世界就可以形成。不論人數多少，請你選擇自己的方位，是改變還是維持原樣？

健康維言集

有一種人的視窗，不是神的視窗，
凌駕了疾病治療，超越了健康檢查，
看到的不是被動和無法掌握的疾病動態，
而是完全沒有生病機會的主動和自信。

因果法則

《和平飲食》作者威爾塔托（Will Tuttle）：「我們若是造成別人痛苦，就不要期望自己可以獲得快樂；我們若是拘禁其他生命，就不要期望獲得自由；我們若是使其他生命生病，就不要期望自己健康；我們若是偷走其他生命的東西，就不要期望富有；我們若是殘暴對待其他生命，就不要期望獲得平靜。」

在我父親人生最後的三個月，我為他簽下了「放棄急救同意書」，這個決定是基於父親的年紀和身體的實際衰退狀況，身為子女的我們，知道父親能夠承受的極限。我不是父親的主治大夫，卻是最了解他實際狀況的醫療人，因為生病來自於生活，父親的生活習性幾乎都不利於他的健康維護，只要舉幾件就足以證明，他不活動，不愛喝水，而且他非常仰賴藥物。這是父親長期最自在的舒適圈，清晰的圖像送給我滿滿的啟示，我看懂情境致命的道理，也深知所有境都是自己所造成。

看到父親在病榻上的痛苦表情，我經常深思人的行為和結局之間的因果，最後我也在父親辭世之後安詳的面容，看出解脫的真實意義。我經常告訴朋友「倒垃圾」的重要性，有機會體會身體最重要的行為準則，所以我當然逢人就提醒「淨化」的重要，只可惜我的專業沒有機會進到父親這位老醫師的認知裡。人家說自己人最難渡，很簡單的道理卻一直在我的身上驗證，大部分的人不是聽不懂，也不是不願意聽，主要是認知有很大的障礙，無法汰舊換新。

佛家講業力，我清楚這些主觀因素都是即將創造不利於健康的因，主觀有多麼可怕，只要進入法院的辯論庭就可以一目了然。我們理應為所有決定承擔後果，可是就怕結果是我們無力承擔，也無法承受，別忘了主觀也是一種決定，主觀也造就一種結局。在醫院中除了病人之外，還有一種角色叫作家屬，病人再無法承受也都在承受，經常展現無法承受的態度通常是家屬，經常和醫生討價還價的是家屬，最後和醫生興起法律糾紛的也都是家屬，至少家屬的意見左右了病人的觀點。

光是看著病人承受痛苦就有兩種情結，屬於他應該自己承受的部分叫作「自作自受」，屬於我們願意為他分擔的部分叫作「將心比心」。人一生的所有思考和意念都在這兩種情緒之間移轉，我所有的健康體會也一樣在這兩大情境之間流動，從看清自己的責任和承擔出發，最後在把關鍵體會和概念分享給眾人的快樂中收成。將「果」轉成「因」是很有效的動機確認，在沒有生病時預先看到生病的處境，從病痛的呈現去勉勵自己積極防範，這是我保養身體的邏輯動機，也是我提醒所有好朋友認真保健的思考邏輯。

我比較常聽到的回應是「有機會」，也有人打心中回應「再說吧」，想起在職場中常聽到「我有你電話」這樣的說法，幾乎都是不會再連絡的宣示；也讓我想起一位女性友人的留言：「指日可待，不會遙遙無期」。健康是一件絕對必須切入「現在」的概念，沒有人以後才需要健康，不同的時間將回應不同的劇情，演出不一樣的故事。其實我所要求的只是儘早做淨化，趕快來探討學習健康的本質，我有一位同學的回應很有趣，他說「我一定會找你，可是我現在太忙，等到我不忙的時候，我一定會聯絡你。」

這些情節讓我想到因果，其實無常和明天的順位也是掌握在自己的手上，可是心中永遠有明天的人不會在意無常的身影，直到他自己身處無常的陰影中。「指日可待」的「日」其實不可等待，「不會遙遙無期」其實「絕對遙遙無期」，「再說」就是「不用說」，「有機會」等於「沒機會」，「我一定會找你」意思就是「我絕對不會找你」。我否認別人的誠意或善意嗎？其實這就是關於健康與人生很容易突破的思考點，放任或約束在一念之間，行動或考慮也在一念之間，站起來或坐著也在一念之間，不會兌現的支票為何要開呢？

很多人的一生都陷在醫院的因果中，從看內分泌科看到泌尿科，從看心血管科看到胃腸科，從頭痛處理到經痛，從睡眠障礙處理到必須委由精神科醫師來治療。一顆藥可能就是因，一張處方箋也許就是因，這些因串出無止境的果，結果這些果又變成因，繼續製造沒完沒了的因果循環。針對養生保健，我從懵懂到精通，從外行到內行，分界線就從拉出那條和醫院隔離的楚河漢界開始，你必須扮演醫療的旁觀者，才有機會理出疾病和疾病之間的因果關係，或許也是主觀意識很強的人必須經歷的命運定調軌道。

最後，我想引用《和平飲食》中一段很經典的敘述，作者威爾塔托博士用平等的觀點看待動物和人，他是真正悲天憫人在倡導純素主義的革命。他寫道：「大都市裡醫院的心臟科，變成了心臟繞道手術的組裝線，每天都有許多人經過，一個接一個，讓這些昂貴、劇烈的手術能完成，這些人是典型的吃很多動物的人。在此同時，動物也在屠宰場的拆卸線，排隊被刺，一個接一個，吃他們的人，在醫院裡等著被刺，一個接一個。我們刺別的生命，我們也被刺。」

我把健康結合人生，因為兩者是同一件事。我們得到了生命，接著就必須回報；我們學習成長，為的也是付出；我們沒有道理平白無故的擁有，也不應毫無理由的掠奪。我的成長背景完完整整的在陳述這個道理，從擁有到沒有，從得到至失去，從陷在醫療的境到明辨醫療的所有面相，從擁抱健康到分享健康，當我欣然接受這一切安排的時候，世界才有我容身之處。

健康維言集

演化記錄了適應惡劣環境的能力，也記錄了遷就舒適環境的能力。前者理應保障優生學的理論，確保子孫擁有更為健康的身體，可是事實不然，愈來愈肥與愈來愈病的現況都是很寫實的警惕，代表我們的意識出現違逆進化的判斷，代表我們的習性進入不容易逆轉的死胡同。

最後一里路

《人生的九個學分》作者巴瑞葛利夫（Barrie Sandford Greiff）：「當我們繼續在日常生活中充分利用科技，也應了解，人類心靈仍然是整個運作的指揮，為我們執行判斷，為各種決策和行動負起最後的責任。」

知道靈性有位階是近兩年的事，事實上我們都知道，只是沒有深入，每當談到天堂和地獄的時候，每當我們向上帝祈禱的時候，每當我們祈求菩薩保佑的時候，我們心中遙望著更高位階。我深知，是利他心與同理心在經營靈性位階，神愛世人，因為利益眾生是祂的中心思想，修行就是在這條路上誠心前行，想通這些道理的人都知道要照顧好自己的人身法船，而且鎖定見性的終極目標。

記得超級瑪莉兄弟的電玩遊戲，遊戲過關沒有成功，接下來必須重新來過，熟練是獲得，樂趣是心得。遊戲的程式設計不致於讓玩家因為重來而洩氣，學校老師同意讓不及格的學生補考，不可能讓學生只寫答錯的題目，應該都是空白試題重新寫過。菩薩的成佛之路也只有重新投胎為人，而且就我所知所學，擁有人身的菩薩不一定繼續擁有菩薩位階，只是有非常高的機會走出人生的迷宮。

健康護身，修行護靈，我從承擔與負責任體會到兩者的共通性，也在回歸大自然和順應造物主的道路上，深刻體會擁有人身的意義。如果菩薩距離成佛只有最後的一里路，那是遙長的一里路，在使命與明確目標的驅動下，只剩下無怨無悔的步伐。我從垃圾與囤積的道理領悟健康的門道，不論是生理面還是心理面，不論是物質面還是情緒面，深知身體不喜悅這些毒素的存在，而且垃圾清除完全沒有任何姑息的空間。

即使只剩下最後一里路，狀況是一里路依然遙長，狀況是不知道還要走多遠，人生的真實情況是隨時都還有一里路在前方。這裡出現一套比較特殊的邏輯，在只有前行而不問距離的前提下，沒有假想差不多的空間，也沒有研判已經足夠的能耐。其實真實的人生是前行幾步之後又退了幾步，脾氣修得不錯後又再度按耐不住而爆發，腸道毒素排完之後又是大批毒素壓境。當負分扣得多時，唯一的正途就只有不停的加分，持續將囤積清除永遠是健康的正道。

車子持續前行，陸續有人下車，也陸續有人上車，假設這是唯一的中道，為何總是有人堅持不願意上車？為何有人吃不了那一點苦而提早下車？一個理由就上車了，可是卻可以聽到解釋下車的千百個理由，「要」是一個念頭，「願意」是一個指令，「我願意」是多麼簡單有力的承諾！到底是前方的濃霧障礙了前行的馬力，還是心中的魔鬼傾倒了前行的油料？在幾項和動物不一樣的特質中，人的自由意志無可取代，想像力為行為做出判斷和解釋，我有機會發現，原來負面的情境竟然容納不下正面的能量。

為自己找台階是一種習性，看到別人的缺失也是，有些人的談話中再也聽不到令人舒服或感動的材料，他們永遠無法體會換到另外一個空間取暖的珍貴。我對環境的磁場有特別的感應，我對眼神的真誠與否也訓練出覺察力，有人願意選擇一條和真理漸行漸遠的路，有人明知應該少碰不利於健康的食物，卻寧可置身體安危於不顧。關鍵還是在看不到，因為未來會發生什麼事不知道，因為身體內的真實狀況也無法透視，反正就繼續告訴自己我很好，反正就繼續騙自己我會發達。

不選擇也是一種選擇，選擇走相反的路也是一種選擇，我又觀察到一種很令人扼腕的現象，號稱知識份子的在完成人生的專業進修後，最重要的學分卻完全死當。而且我還必須很誠實的告知，這些所謂的知識份子還包含在醫學院修完所有基礎醫學學分的專業醫師，所有人停止學習進步的原因錯綜複雜，多半是感覺夠了，自己很懂了。如果讀書是一條豐富之路，他們在豐富了八成九成之餘，把最關鍵的學分放棄，大家都認同最後必須在病床上吹熄燈號，大家都不排斥有外傭幫忙推輪椅，大家也都知道突如而來的心絞痛無法預期。

水開了怎麼處理，家裡每一位成員都可以勝任關火的動作，如果偏偏有人執意要在熱水中直接加冷水，我們都會理直氣壯的罵對方瘋了。水龍頭沒有辦法拴緊，水滴不停的滴，地毯濕了，地上髒了，沒有人不修水龍頭，只是拿毛巾墊在地板上面。生活道理都懂，箭頭轉到身體，所有人都突然缺乏基本智商，如果老天爺只賦予你我生命一里路，我們走來不僅坎坷，也極度迷糊，錯誤的認知一代傳一代，而且愈傳愈離譜。

一個很簡單的問題：吃了藥之後病情好轉，是藥物的作用還是身體的努力？這是有標準答案的問題，至少大方向很清楚，我們太常把身體的意識丟在一旁，把藥物的效用視為必然。可是總是會有人反應到錯誤的答案，失常與失控的觀念在我們生活中深耕，過量飲食之後去通腸，拚命吃之後去抽脂，這和政治人物為了選票而猛開空頭支票，選上之後再來補破網，有異曲同工之處。健康道路對多數人之所以走來顛仆，只是因為脫離了本質，遠離了自然。

講一堂重複講的課，現場有聽過的學員，也有頭一次聽的學員，必須考量新學員，還是老學員？我長期在顧及新學員也同時照顧到老學員的思考中，體會到重複除了是威力，還是一種慈悲的道理。如果老學員用心，就可以在重複中聽聞到學習的境界；如果老師夠用心，就可以在兼顧各族群的考量中持續進階。這是一種雙贏的進修，是在重複中增長智慧，重複練習沒有別的學問，一直做也沒有其他竅門。

人因為聰明而選擇捷徑，因為自以為有智慧而走偏了最後的一里路，健康有一條中道，錯失是多數人選擇的劇本。你願意選擇成為走在最後一里路的主角，還是寧可扮演走在叉路上的觀眾？

健康維言集

在消極防守和積極進攻兩者之間作取捨，你認為哪一個方向比較有機會邁向健康？更明確的說，在車子故障進廠維修和主動進廠保養兩者之間，車主感覺比較自在的是哪一種情況？

在這套邏輯概念下，健康模糊與矛盾的行為很多，舉健康檢查為例，既不屬於進廠維修，也不屬於進廠保養，表面上積極，態度上消極，感覺要真相，實際卻常有找到慰藉的表現。

我發覺化療存在不容易被揭露的真相，假設有一百分的治療成效，卻在其他負面效應上扣了更多分數，譬如患者身上的疲累與掉髮，譬如免疫系統的低迷，這些因素所造成的心理效應經常才是最後的決定性因素。

因為治療是被動的，保健是主動的，這兩者的差異很無形，醫生都不見得掌握得到，我最關心的是你掌握了多少？想想看，如果保養兼具治療的成效，那是什麼樣的境界？

感恩與相互依存的回家之路

《尋找快樂之國》作者艾瑞克魏納（Eric Weiner）：「我們的快樂完全跟其他人交織在一起——家人、朋友、鄰居，那個你幾乎沒注意到，卻負責掃你辦公室的人。快樂不是名詞，也不是動詞，而是個連接詞，是個結締組織。」

見識過一種習性，那是幼年時期的我，那是年少輕狂時期的我，那是人格不甚成熟的我，就是心裡頭不痛快，而且不高興的對象很明確，有人得罪了我。生氣不稀奇，調整一下就可以過去，思考對方也許無心，原諒對方真的不是蓄意，大事可以化小，小事可以化無，可是那時候的我，不願意這樣處理。必須讓對方知道，必須讓他知道他觸怒了我，或許內心曾經出現事情有可能擴大的疑慮，可是魔鬼肯定戰勝天使，事情果然都不好收拾。

認識我的人可以快速研判，那是家庭環境使然，那是天之驕子在製造事端，我完全不打算為自己辯護，只是根據自己透過最成熟客觀的視窗看待周遭人物，我發覺人的習性也來自於前世的生命經驗。我探討健康與生命意義，不探討前世今生，控制不住自己製造人際紛爭的衝動，我把這種人格特質直接連結到病態，不一定造成精神疾病的結果，卻是一種遲早會產生生理性病症的傾向。簡單陳述之：管不住自己情緒的人，最終會是慢性病纏身的人。

就在我專注經營正面磁場一段時間後，終於清楚感受到一句負面言語的破壞力，和兩位想法很負面的人一起談話，我很快知道自己必須在最短時間離開。注意觀察，眉頭一皺，嘆氣聲一吐，論人是非的言論一出，甚至是大爺不爽的姿態表現出來，身體內的防禦能力瞬間被嚴重拉扯。我願意很誠實的自許：如果所有健康法門都精通，唯獨情緒管理不及格，身體內負面思想盤據，就好比引來一場超級颶風，可以把地基穩固的建築物瞬間摧毀。

由於自己走過，所以很熟悉那條路上的觀瞻，人之所以容許情緒因素對自己的健康進行蠶食鯨吞，有一些可以被勾勒出的生命態度隱藏著。舉我之前所提及的情緒發洩方式來說，不是我喜歡生氣，是你惹我生氣，我把自己處理事情的思考方式視為理所當然，意見相左的情況或人物，不是被我貼上「對立」的標籤，就是被我蓋上「不苟同」的印章。還有另一種對事情總是不求甚解的態度，不是工作繁忙，就是事務繁重，不是時間不夠，就是腦容量受限，結果五技而窮，所有事情都只略知皮毛。

不虛心受教是現代人很普遍的生命態度，總是很有想法，總是有很多看法，不再保留與別人交流意見的暢通管道。其實堅持己見不全然是壞事，只是在發表意見的同時，總是忽略了對方的誠意，總是沒有太去在意對方的位置，除了沒有保留給同理心的空間，一般人際氛圍逐漸少掉感恩的元素。感恩不是教，是做；感恩不是說，是行；感恩不能只是教條，必須是打從心底發出的真實聲音。

癌症已然鋪天蓋地，甚至被形容成大風暴，把現象面做細部分解，分割到最細是一個生病的人，或者是一群人，或者是一個大環境，一群人生活在一起的社區或族群。我有一天想到「共業系統」這樣的名稱，熟知人與人相互牽連的綿密互動，尤其在人口密度極高的都會地區，一個咳嗽和一個噴嚏可能造成的感染效應，一個扶手或門把被人觸碰之後的接連觸摸，環境屬於隨時在變化的空間，生物體也代表隨時都在變化的空間。變化可以是惡性，當然也有機會變成良性，我相信癌症是環境的產物，我相信健康也是環境的產物。

父母親關心孩子的一切，健康當然是其中的大項，希望孩子遠離疾病的最關鍵步驟，就是去營造一個透過身教表達感恩的環境。感恩最不凡的特質在於別人的存在，不是自己的存在，一個真心表達感恩的地方不會有一點負面的元素，不會有情緒的失控，不會有忌妒和憎恨，外在環境的健康送給內在環境更為全然的健康。我在《誰在背後挺你》這本書學到把團隊經營到極致的真功夫，一句「勇敢示弱，別做懦夫」讓我受益良多；接著又從《脆弱的力量》這本書重複驗證自以為是和自卑的親密連結，更加清楚「示弱」的無窮價值。

「示弱」真正創造的情境意義是「相互依存」，說穿了，就是團隊合作的基礎，就是社會之所以和諧的鋼骨。我有一次和一位同伴探討團隊運作的理念，才提起「示弱」兩個字，這位朋友隨即發表不認同的觀點，我當然知道他從字面上去解讀我的意思，可是真正的勇者不是勇敢表達自己多麼傑出，應該是無所忌諱的說出自己最不足和脆弱的部分。我的強補足你的弱，我的弱被他的強所遞補，這種接棒文化才有機會把感恩的磚塊疊起來，可是一旦「示弱」被誤解成為「能力不足」，反而被瞧不起，這一切都只是紙上談兵了。

每天都有表達不完的感恩，感恩愛我的人，感恩照顧我的人，感恩指導我的人，感恩給我機會的人，感恩讓我淬煉的人，感恩批評我的人，感恩和我一起工作的人，感恩為我服務的人。別忘了，感恩自己的生命本體，感恩自己的身體，感恩自己的每一個器官，感恩自己的每一個細胞。當我用感恩圖報的心態面對自己的福報造化時，經過時間的醞釀，經過磁場的轉換，身體內的每一個訊號和每一個傳導都攜帶著正面能量，生命不停茁壯，身體充滿了和宇宙共振的能量。

這時候，我對周圍的人伸出了援手，同時也看到很多人對我伸出了援手；我對著週遭環境發出會心的微笑，同時也看到很多快樂的笑容正回應著我。希望你已經感應到，健康最專業的部分就在這種團結與共心的磁場，健康最必須體驗的地方就是那種完全不會孤獨和寂寞的自在，用感恩的心情感受，很自然就展現最大的承擔和勇氣，健康在領悟到這一刻的時候昇華，那是生命最圓滿的處境。

把失去很久的健康找回來，同時把迷路很久的生命也找回來，走在回家的道路上，空氣是甜美的，呼吸是順暢的，生命是喜悅的。

健康維言集

起碼，你要行使慈悲，你要飾演善良，
在寬大為懷中，在積極主動下，在將心比心中，
回家的路會很明亮，人生的大方向會很明確。

健康是一條反璞歸真的修行路

《紅色牧人的綠色旅程》作者霍華李曼（Howard F. Lyman）：「難道我們真那麼恐懼與眾不同或是受到取笑，以致於連拯救自己都不敢？」

因為住在離島的關係，我很小就常有搭飛機的經驗，那真是開心到不行的美好回憶，尤其是飛上天那一刻，尤其是那種騰雲駕霧的感覺。相較於現今的每一次出遠門，我選擇在飛機起飛與降落時闔眼，原因很單純，因為有一種隱藏的認知讓我不安，那種脫離地心引力的感受不是太有安全感。其實不一定要飛上天，坐在機車後座也有類似的差別感受，小時後坐在老爸的重機後面，我只要雙手摟著那安全的腰，感覺搭車是一種享受，如今頭必須往右移，確定看得到前方的道路。

不一定是大學時期被同學載的摔車經驗，而是常識障礙了自在，是認知引導我去研判風險的存在。長大以後知道很多事，從來不會問自己這樣的問題：有沒有一種可能，因為知道而障礙了更多的知道？自從我熟悉非主流的空氣之後，的確發現人世間的奇怪堅持，我發覺不知道都來自於知道，得不到也都因為得到。可以說明得更清楚，我們知道的很多，但是不知道的更多，可是卻是因為知道，反而阻礙了去認識更多不知道的事情。

小朋友學走路的細節就很值得細細品味，不該忘記摔跤後馬上爬起來的勇氣，或許你都還清楚記得自己的小孩剛學會走路的樣子，就是那種橫衝直撞的蹣跚狀，那種小孩不怕，大人嚇出一身冷汗的經驗。有點類似「被害恐懼症」，也有點接近「創傷後症候群」，現代文明人承載了太多的不相信，腦中記載了太多風險陰影，資訊倉儲存放了太多人性的黑暗面。怎麼都不想再知道了？怎麼都不再有求知慾了？怎麼都不再找得到任何信任的基礎了？

對於世界，我們知道的多，還是不知道的多？如果後者是你我的共識，或許我們可以試著把世界做一下切割和分類，不小心有一天箭頭對準了自己，想起自己也是世界不可或缺的一部分。舉我自己的例子，我幾乎活過不認識自己的四十年，不清楚自己要什麼，不知道自己到底活著的意義何在，因為嚴重偏差的價值觀讓我生活在名與利的漩渦中。可以說得更明確些，我的意識和習性主導了我前半段的人生，我從未定義過快樂，也從未深思生命的意義，不清楚自己的城堡居然和人生的使命隔著一條鴻溝。

巧合是刻意的，因緣際會是安排好的，我從四十歲之後開始熱衷閱讀，果然從諸多前輩的珠璣片語中找到屬於我自己的黃金屋。打從進入文字的世界中，我不曾有離開的打算，體會到文字所蘊釀出來的磁場，也意識到文字可以激發人與人之間的共鳴，這是我生命很重大的轉折，我終於從分享利他的動能中發覺生命最美好的一面。我相信這是自己智慧翻轉的起始，每天撰文，每天走路，隨時都在思考，有空檔就閱讀，我的身心靈合一，生命充滿了喜悅，生活處處是正面的能量。

如果這一切是必然，我願意相信命定；如果這一切是偶然，我也相信是自己命好。迷路很久之後，終於走回到原點，為何健康是必然，為何修行是本然，因為這是生命的存在本來就具備的能力，有點類似男歡女愛和傳宗接代的原始能力，這是生命的意識。身體的靈要修，生命的靈要修，兩者可以是同一件事，也可以是一前一後的若且唯若，兩者都求安定和清淨，身體的好條件成全生命更圓滿的境界。

為何我必須提到改變的勇氣，為何我強調脫離舒適圈的勇氣，這是每個人都得靜下來深思的問題，你需要面對的是哪一種勇氣？是哪一種決定？手術同意書嗎？化療同意書嗎？還是很單純改變生活的價值順序？有一種話題經常性的出現在我的生命中，關於健康的動機和年紀的關係，機率上是如此，比例上是如此，年輕人願意學習健康的少，年輕人願意為健康而改變的少。所以願意做的年輕人是出類拔萃嗎？還是很單純比同儕還要優秀？

如果環境引導我們迷失，如果生命總得寫下迷途知返的劇本，我們是在二十歲掉頭，還是五十歲才知道要轉彎？我經常必須思考到人類世界的反常，電視台製作節目探討健康，還必須顧及主流的權勢，一個有意義的主題必須出現正反的意見，請到幾位沒有經驗的人來發表他們的高見，結果交給觀眾的是一頭霧水。我們總是無法想通一個最簡單的道理，健康和名氣一點關係也沒有，健康不是他告訴你什麼就算數，是你自己最切身的感受才最實在。

寫排毒的書直接在書名上載明快速，好比寫瘦身的書直接銷售效果，代言有一部分劇情是議價，廣告有很大部分的劇情是虛假，應該問自己的是：從什麼時候開始，自己的思辨能力每下愈況了？媒體提供資訊，也應該提供深度思考的素材，有機會看看電視的談話節目，判斷一下來賓的邏輯思考，一定會有真話和假話，也一定會有理念之說和名利之言。世界就得是如此這般的呈現，可是我們就一定得在別人設定好的紛亂中載浮載沉嗎？

為何我們總是舞台下的觀眾？為何我們總是扮演為別人喝采的掌聲部隊？因為我們從來沒有體會到做一件完全自己作主的事。因為別人無權過問你生命的位置，包括你最愛的親人。承受是自己，體驗是自己，開悟是自己，修行也是自己；看到陪同的人，看到支持的人，看到一起努力的人，看到把善知識傳給我們的人。請用心體會別人無法取代的那一部分，請認同還有別人無法幫你承擔的那一部分，最後，請自己獨力踏出屬於自己真切踏實的那一步，而且，沒有害怕與恐懼的權利。

健康是一條反璞歸真的修行路，請攜伴前行，也請用心修行。

健康維言集

健康中道就是能量，是食物的選項，也是我們控制口慾和飽足感的力道。走在健康中道上，所有關於病痛的疑惑都迎刃而解，至於缺乏自信以及層出不窮的問題，都是因為偏離了中道，因為信仰錯誤，認知錯誤，造成習慣也錯誤，接下來，經由意識所產出的所有疑問都沒有意義。

〔後記之一〕

擁有是有限的，給予是無限的

回想二十年前，我不曾思考過自己有機會從事文字創作，或許擔任雜誌社總編輯是轉捩點，或許自己的生命與文字就有著不可分割的關係。清楚記得在創作這條道路上的成長過程，尤其是前幾本書，文字經由腦部靈動之後陸續出來，我沒有很強烈的喜悅，或許只是想把它完成，沒有太大的成就感。

真正覺得自己的文字勾引出內心的雀躍，是從撰寫《彩虹處方》開始，那也是我生平頭一次在時間與專注力上，集中火力完成一本書，如果沒有記錯，我只花了兩個月的時間。當時的我，清楚自己針對健康的生理面有全然的開悟，很有自信的在書稿中完成了一篇標題為「最後一本健康書」的後記，當時的心態是擁有，自認為參悟了關鍵的健康門道。

這篇文章後來被我自己刪除，一方面覺得不應該有這種姿態，另一方面站在讀者的立場，我不會喜悅作者這種豪氣。重點是不可能有「最後一本健康書」，從創意的角度，從身體充滿無窮資源的角度，關於健康的突破性觀點會一直被貫通，優質的作品會一直出來。曾經用脫胎換骨形容自己在寫了《彩虹處方》之後的進步，我既然篤信豐富心法，既然臣服於大自然，創作引擎就不應該有關機的一刻。

這套邏輯和健康有異曲同工之處，把希望與信念放在渴望健康的人身上，把正面思考安置在積極經營健康的人身上，想像一個沒有障礙的路徑，甚至勇敢想像一個暢行無阻的大道。我在癌症病患身上看懂「無障礙」的道理，只是一個念頭的差別而已，正面與負面，積極與消極，快樂與憂傷，自信與軟弱，承擔與逃避，認錯與辯解。後來才知道，我們其實只需要相信有接通造物主的頻道，那是一條無止境的進階路，而且幾乎都是知識障礙了相信，都是科學阻擋了前進。

還有一個突破點，人類從有一個可以控制自然界的念頭開始，世界就走在毀滅的道路上，只要把這種無端的信念移除，處處都是和宇宙共振的和諧頻率。有一種我們不容易理解的力量，有趣的是，當我們相信它的存在，它的力量就會很有威力的貼近我們，我從中體會一個道理：人絕非最萬能的存在。所以當我不再那麼重要，圓滿就圍繞著你我；當我願意被造物主的慈悲大愛所照耀，而且沒有一絲絲疑惑，我走出了生命的陰霾。

生命要我們學習慈悲，要我們體驗無止境的愛，為何靈性無量壽，而人身卻只能有限度的存在，一直有事件讓我體悟，就從我把「擁有」徹底拋棄之後。擁有多和擁有少都是擁有，擁有大和擁有小都是擁有，無窮的財富可以包裹在擁有之內，也可以在給予之列。實際在行為上為自己的立場表述無可厚非，實際上擁有物質或東西也屬生活和生命所必要，可是我們必須學習在念頭中降低擁有的比重，崇尚給予的份量。

生命即使有限，念頭上都當它無限，生命中本來就不應該有對於死亡的恐懼，人類世界中本來就不應該有治不好的病，常常聽說「上帝關了一扇窗又開了另一扇門」，就是這個道理。每天存一樣的金額，這是一個無窮盡的概念行為；每天給身體很多能量，也是一種無窮賦予的概念；每天走一萬步，生命走出希望；將正面的能量與善知識放在書中，我可以充分感受到在付出之中獲得更多生命的喜悅。

造物主沒有給我們任何框架，有限度的無窮代表在有限的生命中去扶持無限的存在，因為我們都是無窮生命體的一小部分。這本書想傳達的正是超越現有思維的健康世界，你鎖定在健康，健康就無形中多出了框架，好比好多人拚命學習健康知識，卻永遠在健康的獲得面緣木求魚。就把健康和生命結合，看到那一望無際的進階路，記得要爬點坡，記得要調整呼吸，記得要夠認真，記得要有人陪同，也記得要適度的休息。

接下來幾年，將有很多新朋友和我互動，我會持續進步，我會一直前進，在那無限的付出之路上，我將再度停下腳步整理心得，把老天爺送給我的收獲回贈給所有與我有緣的人。擁有是有限的，給予是無限的，我體會了，感激不盡！

〔後記之二〕

人生起伏為哪樁？（我自己的故事）

這本書的靈感在一週之內形成，我不斷反思，有一個畫面在我腦中重複播放，那是我父親辭世之前回應我的兩次點頭，我向他致謝，感謝他給我豐富的生命，感謝他送給我美好的人生。四十歲之後，我的人生方向轉了個大彎，因為我發現過往的價值觀不是那麼管用，因為我確認錯誤的動機將導致錯誤的結果。父親是一位終身奉獻給病人的醫師，他的生命價值何在？他的生命意義安在？九十年的生命最重要的典範何在？我知道，還有我可以傳承，還有可以繼續努力的空間。

回顧父親生前的最後那幾年，他多少知道我在做什麼，他知道我寫書，他知道我在講課，可是每次提起相關話題，他總是要接上一句「賺多少錢？」。最需要說明的落差和衝突就是生命本質的認定，以前的我也長期走不出現實壓力的陰霾，身為父母親，把焦點放在子女的需求與安全上，我們不致於認為這樣的價值有瑕疵，只是他們不清楚，我早就悟到比存活還要重要的東西。想清楚之後，錢的順位就移動，可是這不代表我不應該賺錢，不代表我們能夠不從事生產。

因為缺，因為需要，很多人其實想不通金錢的價值可以往下調整，在一位終其一生賺不少錢的人離開人世的時候，賺錢的意義會被拿出來探討，人生的重要事項會被拿出來檢視。我從父親的一生對照自己的現有人生，硬把自己的人生分成兩部，就是不懂健康和懂健康的對比，就是不成熟到成熟的翻轉，就是從利己到利他的轉進，就是從不快樂到快樂的提升，就是從經營人生到經營生命的突破。必須強調的，我的原生家庭並沒有提供我貫穿這些道理的環境，一切都是生命的因緣際會，是我個人的反骨性格，是我經歷過的谷底效應，是我生命中眾多珍貴的好人。

前面所稱的兩部，從我父母親的立場，我應該很誠實的陳述，是從希望到失望的感受。這是我人生不可遺漏的一段劇本，屬於父母親和我之間的感情線，從我成長階段的學業和領導力表現，父母親很本能的在心中醞釀很高的期望。這個期望值連結到人生的成就面，我不敢說他們曾經指望我有名，可是有錢是必要的，有地位也是一定要的，我清楚知道，我必須交出功成名就和光宗耀祖的成績單。這部分的劇本沒有結論，也不會有結論，父母親已經不在，所有認定都是主觀，包括成就和地位，如今的我，只奢望最客觀的議論，而且必須加上時間的推演。

請父母親原諒我用健康來詮釋出現在我生命中的種種，當念頭不夠健康，生命就不會圓滿，生命中處處是用主觀思維試圖框住他人的劇情，生命的本質、天賦和潛力都被嚴重忽視。我想傳達一個很重要的訊息，掙脫生命既定的枷鎖是我做的決定，這個選擇引領我一直延展可貴的人脈，我深深感受到一種很奇妙的牽引力，從我開始深度閱讀，從我開始寫健康書，我有一個目標，要在健康世界中發掘到水落石出，要無止境的一直挖掘健康的真相。

這本書就是我的發現，因為心懷感恩，貴人就源源不絕，沒有錯，關鍵都在關鍵時刻出現的關鍵人物。聽過鱷魚潭的故事，是國王為了把公主嫁出去所定的規矩，只要跳入鱷魚潭活著游到對岸，就可以娶到公主，結果成功游到對岸的人只有「是誰推我下去的」疑問。我的健康故事沒有國王和公主，鱷魚潭則是虛擬的存在，可是有一位一腳把我踢進「鱷魚潭」的人，他是集民兄，生技公司執行長，我和他的緣分要從寫《益生菌觀點》這本書談起，成為他公司的顧問和專任講師也已經八年多的時間。

如果健康專業這條路只能挑選一位貴人，我不會想到別人，就是把我踢進鱷魚潭的人。是集民兄把我帶進斷食的境界，讓我有機會在健康傳道這條路上跳躍式的體會。一般人很容易把講健康課程的老師直接連結到產品銷售的角色，以我個人所扮演的寫作角色來說，這更是責無旁貸的分野，也就是遠離利益和商業。我個人持續在摸索自己所扮演角色的分寸，課堂中絕對不提商品，認識我的人都知道我的原則，最後我終於在動機的位置這個議題中找到我要的答案。

問題的癥結就在動機，我不能去干預別人會怎麼看我和說我，我只要清楚沒有圖利自己的動機，就在我苦口婆心的講述中，也在我念茲在茲的提醒中，很多朋友陸續意會到健康真的需要全新的視窗和視野。集民兄把我帶到我該去的世界，接著都必須靠我自己努力，酵素和益生菌的能量世界是大自然的原貌，產品的研發也是因應現實生活的需求，管理自己的生活和生命終究是自己的事。

曾經在追逐成功的道路上忙碌，念頭中沒有健康存在的空間，多出十多公斤不屬於自己應該擁有的囤積，我經常在課堂中向學員懺悔，以自己的學經歷背景，我竟然曾經在最重要的價值上蹉跎。感恩生命的奇妙引導，我轉換自己在執行健康這條路上的所有體會，深知佈施才是生命最根本的動向，同時觀到自己人生這條道路不應動搖的職志。我扮演起很多朋友和親人內心不願意接觸的人，我懂人性，知道他們只是恐懼改變，我會私底下嘲諷自己這樣的形象，卻也願意等候最終體諒我用心而發出的笑容，而且不斷的堅持下去。

我沒有談到人生前半段的歡樂與艱辛，有一條碰撞的創業之路，有一段困頓的低潮人生，那都不是重點，因為我懂，那是必經之路，也是我的功課。我的人生充滿著感恩，感謝我的父母、家人、妻子、兒子，感謝很多位前輩及老師，感謝很多好朋友長期支持我，感謝在人生低潮時曾經對我伸出援手的親人和好友，這一切造就現在的我。人生前方的道路不曾那麼明亮過，所有後半段人生的畫面都已經了然，很喜悅這一條路和 師父利益眾生的道路可以結合，我會一直做下去，一直走下去，直到生命告訴我應該要休息的時候。

〔後記之三〕

看到一群彩虹天使

我經常用「天造地設」來形容這一群人的組合，眼前這一幅美麗的圖畫讓我不能不相信那看不見的偉大力量。從醞釀的機緣開始，應該說遠遠超過七年，實際上完整的合作與組合是六年，來自四面八方，來自各行各業，應該說不一定有醫療背景，應該說不一定要學富五車，愛心是基本的條件，用心是基本的要件，一群好人就這樣湊在一起了。

從渴望推廣益生菌的趨勢道路開始，從截至目前依然穩定付出的成員談起，在這種學習利他主義的環境中，頭銜是最不重要的東西，我們互相以老師稱呼，都是打心中對同伴的尊重。彩虹舒活營是接下來成立的團隊，我必須介紹這支隊伍，因為團隊所營造出來的環境讓我學習成長，健康如果有境界的不同，我個人很多非常關鍵的突破性領悟都在活動進行中，都是這一群人事物不斷在滋潤我的靈感。

舉一個我在書中特別提出的標題「沒有頭銜的領導」，最真切的意境是領導自己的生命，是讓身體意識全權領導我們的生理，問題是我們的身體意識從來都不居功，我們甚至不知道它的存在。這個主題充滿舒活營的意境，成功的團隊沒有超級巨星，只有無縫接軌的團結合作。很關鍵的體會就從我個人的角色轉換開始，從營隊聘請的專任授課老師到身處第一線的營隊工作人員，我這段心路歷程從有位階到沒有位階，從有點辛苦到完全沒有辛苦，從指導到被指導，從睡在家到睡在營隊。

那是一個外在動機轉成內在動機的過程，接受邀請講課是責任，願意為學員無怨無悔付出是內心非常真實的聲音，轉換的關鍵是感動，是一群我很熟悉的熱心面孔讓我深深感動。舒活營引領我體會到志工和員工的差異，讓我深刻觸碰動機的原形，動機可以從不同的位置出發，從心底出發的，你絕對可以仔細觀察到無私的態度和眼神。我所謂的文化不容易單純用文字表述，不是活動本身的實際內容，是活動所傳達的態度和知識，是所有團隊志工用實際行動所傳遞的生活態度。

健康有一種劇情，你告訴自己的身體你懂，而且你願意透過實際行動來維持身體的動能，不是交差，沒有應付，這個劇情叫作持續力。我相信不是每一位學員都能夠參加一次後就理解，活動過程中的所有細項都不是文化的主軸，應該說是活動所展現出來的精神力，是學員回到家之後可以細細咀嚼的體驗和回憶。如果我說一次都不一定會貫通，安排不出時間的人當然只能憑空想像，連結到自己曾經參加過的類似活動，不小心貼上了營利的標籤，本來是一條直線的緣分，後來變成憑空杜撰的評分。

我的體會也有很大部分來自於學員的態度，那真是人生百態的完整呈現，尤其是碰到那種來得一點都不情願的狀況，我們當然不鼓勵學員任意或隨意的邀約，可是又如何能干預到外面世界的劇情？不虛心當然就不會用心，不誠心當然也就感受不到我們的真心，我們辦活動分享健康最大的考驗就是類似龍蛇混雜的處境，尤其是把職場位階帶進來的大老闆，還有主觀認定花錢是老大，行動上不配合團體的大爺或大嬸。

為何要學習謙卑？我在本書的後面章節分享了感恩與相互依存的重要性，謙卑與感恩互為表裡，懂得感恩的表現出謙卑的態度，懂得謙卑的處處對生命的點滴表達出真心誠意的感激。這是我在第一線服務學員所獲得的心得，也可以說是這幾年生命中的實境，其實謙卑無形，可是傲慢又何嘗不是呢？來來去去的臉孔很多，那些依然和我們保持密切互動的學員，那些會持續把朋友和親人介紹來舒活營的學員，那些在活動結束之前，曾經自發性的站在前方代表所有學員感激所有舒活營志工的學員，他們示範了謙卑的意義。

幾位資深志工都是從學員而來，他們是學習態度良好的學員，幾乎都是在很短的時間內接受舒活營所要傳遞的文化。從長庚體系出來的資深護理長羅美琦，她可以說是不計時間報酬的全力投入舒活營團隊，曾經長期擔任心肺復甦術的現場急救老師，羅姊總是很誠懇的把自己的淨化經驗詳實的傳授。團隊中需要有一種角色，他不想要有地位，他不喜歡有名位，他可以沒有聲音的安靜在一個角落，可是在思考活動的重要角色時，他卻是永遠在最先被考慮到的位置。這個他在舒活營團隊是她，除了羅姐，我想不到別的人選，你很認真聽她在解說時的每一句話，你很仔細觀察她為學員服務的每一次進出，你看到舒活營的社會價值。

我透過最榮耀的心情撰述本文，因為社會需要像舒活營這樣有愛心的團體，因為我感恩老天爺把我放在這個位置，認識這群可愛的天使。我必須同時藉本文說明活動與營利之間的關係，這是我長期扮演現在這種角色的心得，這是我們舉辦類似活動最必須拿捏清楚的分寸，如果學員之後必須為個人健康而花費，動機來自於明瞭，來自於明確需求，廠商的營利在被動的支援，絕非主動的推銷，我們也必須讓學員在活動進行中清晰明辨。

針對未知的世界，我們當然可以有所想像，即便只參與舒活營一次的學員，如果心門沒開，也許沒能看到全面，更遑論學到最精髓的道理。我們的能力很有限，能夠服務到的人次真的很有限，就怕機會斷送在你的忙碌和主觀意識中，就怕朋友或家人的善意訊息被你澆了一盆冷水，就怕你很堅持這種活動現場還不是要賣東西。我們體會到，辦淨化活動絕非人數愈多愈好，品質上必須考量到能夠貼心照顧到每位學員，我因此思考過對的學員和珍貴的位子之間的溝通橋樑，確認口碑可以詳實的牽到態度正確的學員，期望對的種子在各地茂盛開花。

舒活營喊出很多非常經典的口號，我個人最欣賞由劉碩中老師所提出的「習慣才能治病」，這是我們經由最高視野所觀察到的健康圖像。我們希望訓練你成為種子，而在成為種子之前，你已經在健康的中道上遨翔，自信滿滿的成為擁有白色翅膀的天使。

思考在無價與無悔之間震盪，
靈感在靈性與人性之間摸索，
生命在成長與成就之間取捨，
命運的軌道，也順流，也超脫。

悅讀健康系列 107

健康是一條反璞歸真的修行路

作　　者／陳立維
選　　書／潘玉女
責任編輯／潘玉女

行銷企畫／洪沛澤
行銷副理／王維君
業務副理／羅越華
副總編輯／潘玉女
總 編 輯／林小鈴
發 行 人／何飛鵬
出　　版／原水文化
台北市民生東路二段141號8樓
電話：02-25007008　　傳真：02-25027676
E-mail：H2O@cite.com.tw　Blog：http//: citeh20.pixnet.net
發　　行／英屬蓋曼群島商家庭傳媒股份有限公司城邦分公司
台北市中山區民生東路二段 141 號 2 樓
書虫客服服務專線：02-25007718・02-25007719
24 小時傳真服務：02-25001990・02-25001991
服務時間：週一至週五09:30-12:00・13:30-17:00
郵撥帳號：19863813　戶名：書虫股份有限公司
讀者服務信箱 email：service@readingclub.com.tw
香港發行所／城邦（香港）出版集團有限公司
香港灣仔駱克道 193 號東超商業中心 1 樓
Email：hkcite@biznetvigator.com
電話：(852)25086231　　傳真：(852) 25789337
馬新發行所／城邦（馬新）出版集團
41, Jalan Radin Anum, Bandar Baru Sri Petaling,
57000 Kuala Lumpur, Malaysia.
電話：(603) 90578822　傳真：(603) 90576622
電郵：cite@cite.com.my

美術設計／許瑞玲
內頁排版／浩瀚電腦排版股份有限公司
製版印刷／卡樂彩色製版印刷有限公司
初　　版／2014年10月16日
定　　價／300元

城邦讀書花園
www.cite.com.tw

ISBN　978-986-5853-52-5

國家圖書館出版品預行編目資料

健康是一條反璞歸真的修行路／陳立維著.. -- 初版 .-- 臺北市：原水文化出版：家庭傳媒城邦分公司發行，2014.10

面； 公分. --（悅讀健康系列；107）

ISBN 978-986-5853-52-5（平裝）

1.健康法 2.斷食療法 3.靈修

411.1 103019281